DE LA

SYPHILIS VACCINALE

Paris. — Imprimerie de E. MARTINET, rue Mignon, 2.

ACADÉMIE IMPÉRIALE DE MÉDECINE

LA SYPHILIS VACCINALE

DEVANT

L'ACADÉMIE IMPÉRIALE DE MÉDECINE

PAR

Le Professeur DEPAUL

Membre de cette Académie et Directeur du service de la vaccine, etc.

(DÉCEMBRE 1864, FÉVRIER ET MARS 1865)

PARIS

J.-B. BAILLIÈRE ET FILS,

LIBRAIRES DE L'ACADÉMIE IMPÉRIALE DE MÉDECINE,

Rue Hautefeuille, 19.

1865

DE LA

SYPHILIS VACCINALE

I. — Projet de rapport à présenter à Son Exc. M. le ministre de l'agriculture, du commerce et des travaux publics, au nom de la commission de vaccine de l'Académie impériale de médecine, par le docteur Depaul, directeur de la vaccine.

Séance du 29 novembre 1864.

Monsieur le ministre, quand on remonte au premier temps de la vaccine, on voit qu'elle a eu le sort des grandes découvertes : vantée à outrance par ses nombreux partisans, elle a été aussi vivement attaquée par quelques hommes convaincus, sans doute, mais qui avaient le tort de puiser le plus souvent les éléments de leur conviction dans des raisonnements spéciaux plutôt que dans les faits. Tandis que les premiers la présentaient comme une méthode infaillible et à l'abri de tout danger, les autres lui déniaient non-seulement le pouvoir de prévenir la variole, mais encore son innocuité, et la rendaient responsable de maux nombreux, dont le résultat final devait être d'augmenter la mortalité et de concourir à la dégradation de l'espèce humaine.

Après plus de soixante années d'étude et d'expériences, alors que les passions ont eu le temps de se calmer, il est permis de se convaincre qu'il y a eu de grandes exagérations dans les deux camps, et aujourd'hui que la vaccine a fait ses preuves et n'a plus besoin d'être défendue, on peut sans crainte dévoiler ses faiblesses. L'expérience nous a appris à les connaître, et c'est à elle qu'il nous faut demander les moyens d'en conjurer les fâcheux résultats. Qui ne reconnaît aujourd'hui l'utilité des revaccinations? et cependant plusieurs années n'ont-elles pas été nécessaires pour les faire entrer dans la pratique, d'une manière générale? Pourquoi cette résistance de la part des hommes les plus dévoués à la vaccine? C'est que, pour en augmenter le prestige, ils avaient proclamé son inviolabilité et ne voulaient à aucun prix porter atteinte à sa réputation. Aujourd'hui tout le monde est d'accord, une bonne vaccination préserve pour toujours, dans le plus grand nombre des cas; mais il y a quelques exceptions, et cela suffit pour qu'il faille recommencer au bout de quelques années et surtout en temps d'épidémie.

Les adversaires de la vaccine avaient, dès l'origine, déclaré qu'il y avait un grand danger à introduire dans l'économie un virus pris dans l'espèce humaine ou chez les animaux; ils le représentaient mélangé à d'autres espèces délétères, capables d'altérer la constitution et de produire les désordres les plus graves; pour eux il n'était pas douteux qu'on ne pût transmettre les principes scrofuleux, dartreux, syphilitique, etc., et cette croyance leur suffisait pour proscrire à tout jamais la nouvelle méthode.

Ses défenseurs, au contraire, aveuglés par une tendresse paternelle exagérée, ne voulaient rien laisser inscrire au compte de la vaccine; ils proclamaient que les faits qu'on mettait en avant, avaient été mal observés, et qu'on pouvait puiser impunément du vaccin sur un sujet atteint de quelque affection constitutionnelle, sans qu'on s'exposât, en le reportant sur un organisme sain, à inoculer autre chose que la vaccine. Des expériences avaient été faites qui semblaient donner gain de cause à cette manière de voir, et cependant, malgré les oppositions nombreuses qui se sont produites, la vérité a fini par se faire jour, et il faut bien l'avouer aujourd'hui, sans aller trop loin toutefois, comme certains esprits sont portés à le faire, il n'est pas indifférent de prendre son vaccin sur un organisme sain ou sur un organisme contaminé. C'est cette proposition que nous avons le projet de développer, en nous occupant exclusivement de la possibilité de la transmission de la syphilis par la vaccination et des moyens qui caractères syphilitiques, et quelque temps après survinrent des manifestations secondaires. Les personnes atteintes étaient au nombre de 19 et avaient entre onze et quarante ans. Il était impossible de suspecter la moralité de la plupart d'entre elles. Toutes ces revaccinations avaient été faites par un vétérinaire. Le vaccin avait été pris sur un enfant qui était fort et qui paraissait complétement sain. Cependant une éruption érythémateuse ne tarda pas à se montrer chez lui, à la partie interne du pli inguinal, à la marge de l'anus et au visage. Lorsqu'il fut soumis à l'examen d'un médecin, le 21 février, il offrait toutes les apparences d'une roséole syphilitique. Il mourut six jours après.

On sut depuis que l'éruption vaccinale ne s'était pas faite régulièrement chez lui ; que le huitième jour il n'y avait pas encore trace de boutons. Plusieurs autres enfants vaccinés en même temps que celui-ci ne présentèrent rien d'anormal.

Cette observation se trouve consignée dans un journal de médecine de Berlin (1).

4° Un enfant de six ans avait été jusque-là parfaitement bien portant ; ses parents n'avaient jamais été malades. On le vaccina en Irlande. A la place de la piqûre il se développa une ulcération qui mit beaucoup de temps à guérir ; une éruption générale se déclara ensuite et persista pendant plusieurs mois. Au bout de trois ans, il existait encore sur les bras des taches cuivrées ; un ulcère s'était déclaré au gosier, et l'enfant était en danger de mort (2).

5° Une fille de trois ans, d'une bonne constitution et qui n'avait jamais été malade, fut vaccinée. Les trois piqûres dégénérèrent en ulcères profonds, à base dure, qui restèrent deux mois sans se cicatriser. Trois mois après l'opération, on observait sur le tronc et les membres des croûtes aplaties, à forme herpétique, avec une large auréole érythémateuse de teinte cuivrée. Elles étaient surtout très-nombreuses aux cuisses. Les cicatrices des plaques qui apparurent les premières avaient une couleur cuivrée très-prononcée. L'en-

(1) *Medicinische Zeitung*, avril 1850.

(2) *Medical Times*, 2 août 1858.

fant était en proie à une véritable cachexie syphilitique (1).

6° Le docteur Hübener, médecin sanitaire à Hollfeld (Bavière), vaccina 8 enfants, tous bien portants ainsi que leurs parents. Il prit le vaccin sur l'enfant de la fille Marguerite, âgée de vingt-neuf ans. Au dire des parents des vaccinés, les résultats de cette inoculation n'auraient pas été ceux d'une vaccination ordinaire. Chez la plupart des enfants, les premiers effets ne se seraient manifestés qu'au bout de quinze jours au plus. A la place des piqûres se seraient produites de petites vésicules qui n'auraient pas tardé à se rompre, laissant à leur place de petites ulcérations suppuratives. Celles-ci se seraient peu à peu é endues, les unes en superficie, les autres en profondeur. Quelques enfants néanmoins auraient eu, huit jours après la vaccination, des boutons analogues à ceux de la vaccine; mais ces boutons, au lieu de suivre la marche ordinaire, se seraient transformés plus tard en petits ulcères qui auraient fini par devenir confluents, et dont la guérison n'aurait eu lieu qu'au bout de plusieurs semaines, ou même de plusieurs mois. Trois mois après, la plupart de ces enfants n'offraient plus d'ulcères, mais ils avaient des élevures aplaties ou verruqueuses aux parties génitales. Plus tard des manifestations semblables eurent lieu au pourtour de l'anus, dans le pli interfessier, à la partie interne des cuisses, au bas-ventre. A la même époque apparurent des éruptions suspectes chez les mères et chez les bonnes des enfants vaccinés, rhagades, condylomes à l'anus et aux parties génitales (2).

7° Les deux observations suivantes qui se trouvent, comme les précédentes, rapportées dans l'excellente thèse de M. le docteur Viennois, avaient d'abord été adressées à l'Académie de médecine (3). Elles sont dues à M. Jules Lecocq :

(1) *Observation de M. James Whitehead* (*Third Report of the clinical Hospital Manchester*).

(2) *Gazette hebdomadaire*, 1855. — *Annales d'hygiène*, 1864, t. XXI, p. 366.

(3) *Gazette des hôpitaux*, 24 décembre 1859.

En 1858, le 4 mai, un soldat appartenant à un régiment d'infanterie de marine fut revacciné ainsi que plusieurs de ses camarades. Le vaccin, qui fut inoculé par trois piqûres à chaque bras, avait été pris sur de belles pustules vaccinales que portait un autre militaire, qui trois mois auparavant avait eu un chancre induré (je n'ai pas besoin de dire que cet antécédent était complétement ignoré). Au bout de huit jours l'opération paraît avoir échoué; seulement à l'endroit de l'une des piqûres il y a une légère irritation et un point noir entouré d'un cercle rouge assez prononcé avec chaleur et démangeaison. Peu à peu l'inflammation gagne, et bientôt apparaît une ulcération qui s'étend, se creuse et produit alors une vive douleur. Les bords de la plaie sont taillés à pic, elle offre une coloration violacée; du soir au lendemain elle se recouvre d'une croûte brune emprisonnant un pus ichoreux et sanguinolent de mauvaise nature. Sa base s'indure, les ganglions axillaires s'engorgent; en peu de temps elle atteint les dimensions d'une pièce de 2 francs et comprend toute l'épaisseur du derme.

Plus d'un mois fut nécessaire pour obtenir la cicatrisation, et cet ulcère conserva longtemps un mauvais aspect. La plaie était rouge, irrégulière, boursouflée, douloureuse, se recouvrait de croûtes analogues à celles de l'ecthyma et s'excoriait facilement. La santé générale s'altéra, et ce soldat avait à peine repris son service depuis quelques jours, lorsqu'il fut obligé de rentrer à l'infirmerie. Il offrait alors, sur tout le corps, une éruption de prurigo, de lichen et de pustules d'acné. Des bains alcalins et un traitement dépuratif modifièrent heureusement l'éruption, et ce malade put quitter l'infirmerie; mais, quelques jours après, une éruption beaucoup plus caractéristique se montra, et il dut entrer à l'hôpital de la marine le 8 novembre.

Il présentait alors, surtout sur le dos et la face externe des bras, de nombreuses plaques de psoriasis avec une teinte cuivrée caractéristiques des croûtes d'impétigo sur le cuir chevelu, des ganglions cervicaux engorgés et un peu de rougeur au pharynx. Traité par la liqueur de Van Swieten, le bichlorure de mercure et l'iodure de potassium, il put quitter l'hôpital le 24 juin 1859 dans un état très-satisfaisant.

Le même jour (4 mai), un autre soldat, âgé de vingt-cinq ans et d'une bonne santé, fut revacciné avec le même virus, par la même personne et avec la même lancette. Au bout de huit jours, aucune éruption vaccinale n'avait paru, mais une des piqûres s'était enflammée, puis recouverte d'une croûte assez épaisse qui cachait une ulcération de mauvaise nature, à base indurée, tendant continuellement à s'agrandir. Cet homme ne put reprendre son service qu'au bout d'un mois et demi; il paraissait alors complétement guéri. Un mois plus tard, il revint à la visite, accusant un malaise général et offrant des rougeurs sur tout le corps. On reconnut une roséole. Quelques jours après survinrent des croûtes d'impétigo sur la tête avec un engorgement des ganglions cervicaux; les parties génitales et la face interne des cuisses se couvrirent de pustules plates caractéristiques. Ce malade affirma n'avoir jamais eu d'affection syphilitique.

Après un traitement spécifique qui fut longtemps continué, il sortit de l'hôpital définitivement guéri.

Tout récemment, de nouveaux faits ont été consignés dans divers recueils périodiques ou communiqués à des Sociétés savantes. Quoique plusieurs aient reçu des interprétations fort indifférentes, il nous a paru impossible de ne pas les faire entrer en ligne de compte, et c'est pour cela qu'il importe que nous les fassions exactement connaître. Ceux qui se sont passés à Rivalta ont été publiés (1).

Vers la fin de mai 1861, le chirurgien Coggiola vaccina, avec du virus renfermé dans un tube qui lui avait été envoyé par le conservateur d'Acqui, un enfant de onze mois qui jouissait d'une parfaite santé et qui avait une constitution robuste. Dix jours après, le 2 juin, on prit du vaccin dans les pustules de cet enfant et l'on s'en servit pour inoculer, dans une seule séance, 46 enfants qui, tous, d'après l'observation, étaient parfaitement sains.

(1) *Gazetta medica italiana* (provinces sardes), 1861, reproduits la même année dans la *Gazette hebdomadaire de Paris*.

Le 12 du même mois, 17 autres enfants furent vaccinés avec du liquide de l'un des 46 de la première série. Le chiffre des vaccinés s'est donc élevé à 63, et sur ce nombre on dit que 46 ont été plus ou moins infectés de syphilis.

Le premier enfant vacciné avec le virus renfermé dans le tube venant d'Acqui était encore vivant au moment de la publication de l'observation, mais il était dans un état de marasme très-prononcé. Le second, qui a fourni le vaccin aux 17 enfants de la deuxième série, est mort peu de temps après. Nous regrettons vivement, avec tous ceux qui ont commenté ces faits, qu'on n'ait pas donné de détails précis sur ce qui s'est produit dans la santé de ces deux enfants qui ont été le point de départ des malheurs nombreux qu'on a eu à déplorer. Mais cela ne nous paraît pas une raison suffisante pour repousser l'observation tout entière, et pour justifier cette assertion, il nous suffira d'en continuer la narration jusqu'au bout. Disons d'abord ce qui arriva aux autres enfants : 39 sur les 46 de la première série et 7 sur les 17 de la seconde ont présenté des traces d'infection syphilitique.

L'infection s'est manifestée en moyenne le vingtième jour après l'insertion du vaccin; les limites extrêmes ont été dix jours et deux mois, et voici ce qu'on a vu. Chez quelques enfants, la pustule vaccinale, au moment où elle aurait dû se cicatriser, s'enflammait et s'entourait d'une auréole rouge, livide ou cuivrée; en même temps elle s'étendait et recommençait à suppurer. Chez d'autres, la cicatrisation était déjà achevée, lorsque apparaissait une ulcération sur la cicatrice. Cette ulcération se recouvrait de croûtes qui se renouvelaient incessamment. Chez un certain nombre, enfin, l'ulcération des boutons de vaccine prenait d'emblée un mauvais aspect et était suivie d'une éruption générale que malheureusement les médecins n'ont pas pu voir.

Au bout de quelques semaines, la population s'émeut, on accuse la vaccine, et le docteur Pouza, qui était en cause, va prendre conseil du Congrès médical réuni en ce moment à Acqui. Celui-ci nomme une commission qui se rend à Rivalta le 7 octobre. Elle procède à une enquête, et son rapporteur, M. le docteur Pachiotti, en publia les résultats (1).

En voici les conclusions. Au 7 octobre, 7 enfants étaient morts sans traitement, parce que la véritable nature de la maladie n'avait pas été reconnue. Depuis on avait institué un traitement spécifique, et il n'y avait pas eu de nouveaux cas de mort. 14 enfants étaient en voie de guérison, mais trois étaient en danger.

Sur les 46 enfants infectés, 23 étaient dispersés dans différentes communes, de sorte que l'examen de la commission n'a porté que sur 23 individus, dont les observations sont annexées au rapport de M. Pachiotti. Il résulte des détails qu'elles renferment que la syphilis s'est révélée par les symptômes suivants : pustules plates, tubercules muqueux à la région anale et sur les organes génitaux, ulcérations spécifiques des lèvres et de la gorge, pléiades ganglionnaires, inguinales et cervicales, syphilides diverses, alopécie, ulcérations secondaires sur le prépuce, tubercules cutanés, tumeurs gommeuses ; chez deux enfants, marasme et cachexie. Quelques-unes des mères qui nourrissaient les enfants infectés ont eu des pustules plates aux mamelles.

10° Dans le courant de l'année scolaire 1861-1862, un fait des plus intéressants s'est passé à la clinique de M. le professeur Trousseau, à l'Hôtel-Dieu. Une jeune femme, âgée de dix-huit ans, entre dans cet hôpital le 6 septembre 1861 pour une affection utérine. Examinée à plusieurs reprises, on s'assure qu'elle ne présente aucun symptôme de syphilis. Elle n'a que quelques granulations sur le col et un peu de catarrhe de cet organe.

Pendant son séjour à l'Hôtel-Dieu, une épidémie de variole ayant éclaté, on la soumit à la revaccination. On se servit de liquide provenant de pustules vaccinales régulières. Quatre autres enfants furent inoculés en même temps, et chez eux tout se passa régulièrement. Ils furent observés pendant vingt jours. Seulement la jeune malade de M. Trousseau avait été inoculée aux deux bras comme d'habitude, mais le résul-

(1) *Gazette de l'Association médicale des États sardes*, 20 octobre.

tat fut complétement négatif, ce qui n'étonna pas, puisqu'elle avait déjà été vaccinée dans son enfance. Un mois après sa sortie elle revint à l'Hôtel-Dieu, souffrant beaucoup de son bras gauche, qui offrait à l'endroit des piqûres deux grosses pustules ecthymateuses. On ne s'en inquiéta pas, et l'on crut à l'éruption tardive de pustules vaccinales irritées, sans doute par des frottements. Mais bientôt la scène changea; on reconnut que les ganglions axillaires étaient engorgés, on vit apparaître une roséole syphilitique, et les médecins les plus compétents déclarèrent qu'elle présentait un type de syphilis: rien n'y manquait. On constata deux tubercules à base large, dure, saillante, à circonférence indolente, et une roséole répandue sur la peau.

11° Dans la séance du 26 août 1863, M. Chassaignac mit sous les yeux de la Société de chirurgie un enfant de deux ans, sevré depuis un an, et qui avait été nourri par sa mère. D'après les renseignements, on ne pouvait invoquer une syphilis héréditaire. Cet enfant avait été vacciné le 27 juin 1863. L'éruption vaccinale suivit une marche régulière; vers le quinzième jour les croûtes tombèrent; les cicatrices paraissant définitives et normales, la mère cessa d'observer les bras de son enfant. Quelques jours après, elle découvrit trois ulcérations à la place des cicatrices; une à gauche, deux à droite. Ces ulcérations ont suppuré, se sont étendues, et elles avaient, le 26 août, l'étendue d'une pièce de 50 centimes. Celles de droite étaient recouvertes d'une croûte épaisse à la périphérie, mince et de formation récente au centre. Elles étaient indolentes et reposaient sur une base dure. L'ulcération du côté gauche était plus enflammée; son centre était dépourvu de croûte, elle offrait d'ailleurs les mêmes caractères.

A droite, on voyait en outre deux cicatrices normales; à gauche, il y en avait une pareille, et une autre présentant un soulèvement papuleux récent.

Les ganglions de l'aisselle étaient engorgés des deux côtés. Les ganglions cervicaux étaient aussi légèrement développés. Sous l'oreille droite, il y avait une papule cuivrée recouverte de petites squames grisâtres. Sur la poitrine, l'abdomen et le dos existait une éruption à léger relief, d'une coloration un peu cuivrée, surtout à la partie supérieure de la poitrine. Aucun traitement n'avait encore été fait.

12° Deux faits du même genre ont été récemment communiqués à l'Académie de médecine par MM. Devergie et Hérard ; ils sont consignés dans nos Bulletins (1).

13° Dans la séance du 11 octobre de cette année (2), M. le docteur Viennois, dont les travaux ont si puissamment concouru à éclairer cette question, nous a fait connaître deux nouvelles observations qui sont dues au docteur Adelasio, vice-conservateur du vaccin à Bergame. Elles sont consignées dans un rapport de ce médecin. Je les reproduis textuellement d'après le travail du médecin de Lyon :

Premier fait. — « Le 15 mai 1862, M. Quarenghi vaccina, près de Bergame, 6 enfants avec les pustules vaccinales d'une petite fille qui, au dire des mères, avait une éruption à la peau le jour de la vaccination. 5 enfants sur 6, dont l'âge variait entre quatre et onze mois, eurent aux points vaccinés des ulcères indurés. Des symptômes généraux (roséole, plaques muqueuses) se montrèrent ultérieurement. Chacun de ces enfants servit de contagion dans sa propre famille; c'est ainsi que le premier, âgé de cinq mois, Catherine L..., infecta sa mère et successivement deux autres nourrices qui lui donnèrent accidentellement le sein. Chez les trois femmes, ce fut le même accident, chancre induré du mamelon avec adénite axillaire. Une de ces deux nourrices infecte deux enfants en leur donnant à teter, le sien d'abord et un second enfant qu'elle allaita par hasard (chancre céphalique). Enfin Catherine L..., à l'âge de onze mois, infecte sa sœur âgée de vingt ans. Cette dernière donnait à manger à sa petite sœur avec la cuiller, et cet instrument a servi de mode de propagation.

» Le deuxième vacciné qui a été infecté, est Dominique T..., âgé de cinq mois. Il infecta sa mère (chancre du mamelon).

(1) Devergie, *Bull. de l'Acad.* Paris, 1862-1863, t. XXVIII, p. 664. — Hérard, *Bull. de l'Acad.* Paris, 1862-1863, t. XXVIII, p. 1189.

(2) *Bull. de l'Acad.* Paris, 1864-1865, t. XXX, p. 20.

Plus tard arrivent les accidents secondaires. Après cette époque, infection du mari ; ulcère au pénis, bubon inguinal.

» Le troisième, Matthieu M..., âgé de huit mois. A l'ulcération du bras succèdent, trois mois après, des plaques muqueuses. Il infecte sa mère : chancre du mamelon ; plus tard, plaques muqueuses du vagin et des grandes lèvres. Après cette époque, chancre du pénis chez le mari, adénite indolente.

» Le quatrième vacciné est une fille de deux mois ; elle infecte sa mère (chancre du mamelon) ; cette dernière infecte le mari (chancre de la verge). Un frère de l'enfant, âgé de quatre ans, faisait manger sa sœur avec sa cuiller ; il est infecté (chancre de la lèvre).

» Le cinquième est Joseph V..., âgé de neuf mois ; il infecte la nourrice (le mari n'eut rien) et le fils de la nourrice par un instrument de ménage. La mère, qui venait d'accoucher, réclame son enfant pour lui donner le sein et faire monter son lait avant que le nouveau-né ait pris. Le mari eut la syphilis à son tour.

» Le sixième enfant est resté indemne. En tout 23 victimes, dont 4 morts.

» Le 23 mai 1862, le neuvième vacciné, Joseph V..., sert à vacciner 9 enfants qui demeurent indemnes. Le 31 mai, un de ces 9 enfants, Charles P..., sert à en vacciner 3 autres qui demeurent également indemnes. »

Deuxième fait. — « Le 21 septembre 1863, la fille d'un médecin de campagne, qui eut quelques jours après une éruption syphilitique générale, servit à vacciner deux enfants (Cornago et Corelli), à Almé, près de Bergame. Les boutons vaccinaux du vaccinifère, dans ce cas-ci comme dans le précédent, sont normaux. Mais les deux vaccinés ont des ulcères aux bras au bout de trente-cinq jours, et vers le milieu de novembre des plaques muqueuses aux fesses, au pourtour de l'anus, etc. Une des mères est devenue syphilitique. M. le docteur Adelasio pense qu'il faut accuser le virus vaccinal et non le sang. »

14° La *Gazette des hôpitaux*, dans son numéro du 22 octobre de cette année, a inséré une nouvelle observation qui lui a été adressée par un de ses correspondants de Béziers. Elle présente des détails curieux qui nous engagent à la consigner ici *in extenso :*

« Le 19 mars 1863, la nommée A. M... vint chez moi avec un enfant de dix mois qui avait été vacciné depuis huit jours, pour me prier de vacciner les enfants de deux amies qui venaient avec elle. Je procédai à l'opération *avec la précaution de ne pas faire saigner les pustules*, qui étaient bien développées et ne présentaient rien d'anormal.

» Au moment de recueillir du vaccin pour faire au second enfant la dernière piqûre, le vaccinifère fit un fort mouvement, et la pointe de la lancette pénétrant plus profondément, une gouttelette de sang vint colorer le virus qui, à mon regret aujourd'hui, fut néanmoins inoculé. Vingt-deux jours après, cette femme me porta cet enfant qui était couvert de boutons. Voici ce que je constatai : les pustules vaccinales s'étaient parfaitement développées et avaient régulièrement parcouru leurs périodes ; il n'y avait d'exception à faire que pour celle qui résultait de la *dernière inoculation, et dont je me rappelais fort bien la position.*

» Ce bouton présentait tous les caractères d'un véritable pseudo-chancre. Il était surmonté d'une croûte parfaitement conoïde d'une couleur sombre et très-luisante. Cette croûte offrait environ 2 centimètres de diamètre, et elle était légèrement ulcérée à la circonférence.

» Autour de ce pseudo-chancre et dans un rayon d'un demi-centimètre, il existait des papules lenticulaires, très-lisses, régulières, d'un rouge pâle et en très-grand nombre.

» Dans l'aisselle du même côté s'observait une glande engorgée, du volume d'une moyenne noisette. Elle était mobile, douloureuse au toucher ; quarante-neuf jours après, le pseudo-chancre était ulcéré et présentait une induration considérable. Le corps de l'enfant était couvert d'une roséole syphilitique et de plaques aux parties génitales qui ne laissaient plus de doutes sur la nature de l'infection.

» Afin de me rendre compte de la nature de cette maladie,

je me transportai chez l'enfant qui m'avait fourni le vaccin : il était fort beau en apparence, et ses pustules vaccinales étaient parfaitement guéries. L'inspection de son corps me laissa voir de nombreuses taches de syphilides papuleuses. Les ganglions cervicaux étaient fortement engorgés, et il existait quelques boutons aux parties génitales et à l'anus, d'une nature plus que douteuse.

» Le père de cet enfant m'apprit qu'étant soldat il avait eu un chancre induré, pour lequel il avait été traité trente-cinq jours à l'hôpital de Tours. Il était loin d'être guéri et présentait de nombreuses traces de syphilis constitutionnelle, telles que croûtes au cuir chevelu, engorgement des ganglions cervicaux postérieurs, taches de syphilides et plaques à l'anus.

» Je dois dire, en terminant, que l'autre enfant vacciné avec le même virus et dans la même séance n'a absolument rien eu. »

Nous pourrions ajouter d'autres faits à ceux que nous venons de faire connaître. Mais cette liste est déjà bien longue et plus que suffisante pour mériter une sérieuse attention. On remarquera d'ailleurs que nous n'avons voulu nous occuper que des cas destinés à démontrer l'infection syphilitique produite par la vaccination ; mais à côté de ceux-là il en est d'autres qui ont aussi un grand intérêt, et qui ont permis d'étudier l'influence de la vaccination sur la syphilis, qui existait déjà à l'état latent dans l'organisme. Ce sont là, on le comprend, deux questions parfaitement distinctes. Nous dirons ici peu de chose de la seconde. Tous les praticiens savent qu'alors même que la constitution est bonne, l'inoculation du vaccin produit un mouvement général qui se traduit quelquefois par des éruptions de formes variées et qui se généralisent ; elles sont passagères et sans importance pour les enfants parfaitement sains. Elles peuvent être l'expression d'une diathèse jusque-là sans manifestations, quand il s'agit d'individus contaminés par voie héréditaire, par exemple. Le docteur Friedenger a publié le résultat de ses observations sur trois nouveau-nés syphilitiques vaccinés par lui ;

de son côté M. le docteur Viennois a fait connaître un cas de ce genre très-instructif, et il fait remarquer que beaucoup de praticiens en ont vu de semblables. Or, de tout cela il résulte que quand on vaccine un individu en puissance de syphilis, il est très-possible qu'on fasse se développer chez lui, non pas un accident local au point d'inoculation, mais des symptômes de syphilis constitutionnelle et des éruptions générales en particulier. C'est ce que nous avons eu occasion de voir nous-mêmes un certain nombre de fois. Personne n'ignore que ce résultat n'est pas propre à la vaccine, et que toutes les fièvres éruptives peuvent exercer la même influence.

Revenons donc à la première question qui fait seule l'objet de ce travail, c'est-à-dire à la syphilis transmise au moment de l'inoculation vaccinale; cherchons comment il se fait que de nombreux praticiens aient nié pendant si longtemps la possibilité d'un pareil résultat. Plusieurs causes doivent être invoquées. Nous avons déjà parlé de la disposition des esprits dans les premiers temps de la découverte de Jenner; il n'était pas permis de supposer que l'inoculation du vaccin pût avoir des inconvénients. Plus tard quelques doctrines erronées de Hunter, relatives à la transmission de la syphilis, furent propagées parmi nous et devinrent des articles de foi pour de nombreuses générations médicales. Le prestige de l'école qui se donna pour mission de les populariser fut si grand, elles paraissaient reposer sur des convictions si profondes, qu'elles finirent par passer dans la science et devinrent même la base des décisions des tribunaux. Il se rencontra bien à toutes les époques quelques hommes qui ne se départirent pas des enseignements de la saine observation, et qui protestèrent au nom de l'expérience chaque fois qu'ils en trouvèrent l'occasion; mais leurs voix se perdirent longtemps dans la foule, et pendant plus de vingt ans la vérité fut constamment repoussée, au nom de principes réputés immuables.

On comprend qu'il doit en être pour la syphilis vaccinale comme pour la syphilis ordinaire. Le chancre seul étant réputé inoculable, était-il possible d'admettre qu'on pût puiser le virus syphilitique dans une pustule vaccinale? Que d'efforts pour atténuer la signification de certains faits qui étaient publiés de temps en temps! Cependant le temps vint où il fallut se rendre à l'évidence : disciples et maître donnèrent l'exemple, et quoiqu'un peu tardive, cette réparation fut accueillie avec joie par tous les savants et donna une nouvelle force aux doctrines qui avaient été si longtemps repoussées.

Disons toutefois que, pour quelques-uns, la conversion ne paraît pas avoir été absolue, et, pour s'en convaincre, il suffit de se reporter aux réflexions que suggéra l'observation de M. Trousseau, que nous avons rapportée plus haut.

La nature syphilitique des accidents que portait la jeune femme fut proclamée. Mais quelle en avait été la véritable source? Sur ce point on s'efforça de jeter du doute dans les esprits, et si un instant on avait pu croire tout le monde d'accord, on ne tarda pas à s'apercevoir qu'il n'en était pas ainsi.

On soutint que la plaque muqueuse, c'est-à-dire l'accident le plus voisin du chancre, avait seule été inoculée jusqu'alors. Quant aux autres manifestations secondaires, on ne parut pas les en croire susceptibles; mais, en ce qui concerne le sang, on se prononça d'une manière absolue. Ni les expériences directes de Waller ni celles de l'anonyme du Palatinat, ni celles de M. Gibert, de Pellizzari et de plusieurs autres n'ont pu convaincre certains esprits. Comment dès lors les trouverait-on disposés à reconnaître les faits de syphilis vaccinale?

Voici, par exemple, ce qu'on dit à propos de la malade de l'Hôtel-Dieu. L'observation n'est pas entourée de toutes les garanties suffisantes, parce que, chez l'enfant qui a fourni du vaccin, les pustules s'étaient développées régulièrement; parce que, avec le même liquide, on a inoculé quatre autres individus qui n'ont pas été infectés; parce que la jeune femme syphilitique a quitté l'hôpital pendant un mois, et que, n'ayant pas été observée pendant ce temps, il n'est pas impossible qu'elle ait contracté la vérole hors de l'Hôtel-Dieu. A cette occasion on invoque les erreurs qui ont été plusieurs fois commises sur l'origine réelle du virus syphilitique, et l'on semble trouver tout naturel que le hasard le plus extraordinaire ait pu conduire sur la face externe et supérieure des bras, juste aux points d'inoculation qui étaient cicatrisés, du virus syphilitique puisé à sa source ordinaire. Une semblable hypothèse n'est pas de nature à faire perdre au fait de l'Hôtel-Dieu sa véritable signification. Les observations de Cerioli, les faits de Rivolta, ceux de M. Lecocq et beaucoup d'autres doivent l'éclairer d'une vive lumière; et à cette question : la vaccine peut-elle transmettre la syphilis? on ne doit plus se contenter de répondre par un *immense point d'interrogation*, et laisser simplement à l'observation ultérieure le soin de décider.

Malgré toute l'autorité qui appartient à certaines opinions, il est temps de le dire, l'expérience est assez complète, et au lieu de ce doute qu'on aimerait à proclamer, il faut savoir accepter la vérité quelque triste qu'elle soit; il est temps de placer à côté des faits déjà trop nombreux que possède la science un signal fortement accentué qui éveille l'attention de tous et qui nous fasse trouver le moyen d'éviter de nouveaux malheurs.

Il ne faut pas oublier, en outre, que pour juger sainement une question de ce genre, il ne suffit pas de prendre les observations une à une, de les analyser séparément dans leurs plus petits détails et de les repousser absolument parce qu'elles laissent quelque chose à désirer. Il convient au contraire de les rapprocher les unes des autres et de savoir trouver dans ce rapprochement leur complément réciproque. Si l'on veut bien procéder de la sorte pour les faits que nous avons rapportés, nous avons la ferme conviction que, pour tout esprit non prévenu, il sera évident qu'on peut transmettre la syphilis par la vaccination.

Ce qui frappe tout d'abord quand on se place à ce point de vue, c'est l'identité du premier accident dans les cas de syphilis vaccinale. Qu'a-t-on vu en effet? toujours à l'un ou à plusieurs des points de l'inoculation le développement d'un chancre spécifique avec tous ses caractères; puis l'apparition successive des autres phénomènes plus tardifs de la vérole.

Dira-t-on que cela ne démontre pas que la maladie ait été inoculée par l'opération vaccinale, et que les individus observés en avaient déjà acquis le germe par d'autres voies? A cela il y a une réponse concluante, et c'est le chancre induré constamment observé sur les bras qui se charge de la donner. Il est toujours là comme un témoin irrécusable qui atteste l'inoculation en ce point. On connaît d'ailleurs l'action que peut exercer le vaccin pur introduit dans une économie déjà contaminée par le virus syphilitique. La syphilis, demeurée jusque-là à l'état latent, peut bien se réveiller, mais elle témoigne toujours de sa présence par des manifestations d'un autre ordre.

On objecte encore que, dans certains des faits publiés, il y a une lacune capitale, puisque l'état syphilitique des enfants qui ont fourni le vaccin n'a pas été constaté, soit parce qu'ils ne présentaient aucune trace extérieure de la maladie, soit parce qu'on n'avait pas pu les observer. Mais on oublie qu'il n'en a pas été ainsi dans tous les cas, et que dans plusieurs l'état syphilitique du vaccinifère a été très-positivement noté. Il suffit de rappeler le militaire dont a parlé M. Lecocq, et qui, trois mois avant qu'on prît du vaccin sur lui, avait eu à la verge un chancre induré. D'ailleurs, cette constatation n'a pas l'importance qu'on se plaît à lui donner. Dans la pratique ordinaire, quand un homme se présente avec un chancre induré, quand quelque temps après on voit se dérouler chez lui les autres symptômes de l'infection syphilitique, est-il donc absolument nécessaire de remonter à l'origine pour reconnaître la syphilis? L'observation serait plus complète, mais elle ne serait pas plus concluante.

Ce qui étonne quelques esprits difficiles, c'est qu'avec du vaccin pris sur le même individu et dans la même séance, on inocule la syphilis à quelques-uns et que d'autres restent indemnes! Mais n'est-ce pas là ce qu'on observe dans les inoculations de toute sorte? Croit-on faire une objection bien sérieuse en disant que si le liquide était pris sur un chancre au lieu de l'être sur une pustule vaccinale, on arriverait à des résultats plus constants? La seule conclusion qu'on puisse tirer de ces faits, c'est que le virus pris sur l'accident primitif s'inocule plus facilement que celui qui se mêle au sang ou au liquide vaccinal.

Enfin, on ajoute que des expériences directes ont été faites et qu'elles sont restées sans résultat ; celles de M. Bidart sont consignées dans le *Journal de médecine et de chirurgie pratiques*, t. II. Le *Journal de médecine de Lyon* relate que, dès 1848, M. Montain a soutenu, devant la Société de médecine, avoir vu trente enfants inoculés avec du liquide vaccinal pris sur un sujet syphilitique, et chacun d'eux ne présenter ensuite d'autre maladie que l'éruption vaccinale.

MM. Schreier et Taupin ont pu recueillir des observations analogues. Mais en quoi ces faits négatifs peuvent-ils infirmer les faits malheureusement trop positifs précédemment relatés ? Ils peuvent s'expliquer de plusieurs manières, et pour M. Viennois ils sont un nouvel argument en faveur de la théorie qu'il invoque.

S'il est vrai, comme il nous paraît difficile de le contester, qu'on soit exposé à transmettre la syphilis par la vaccination, sait-on avec la même certitude quel est l'agent de cette transmission ? Est-ce le sang ? Est-ce le liquide vaccinal ? L'école de Lyon, qui a fait faire depuis quelques années de si grands progrès à diverses questions se rattachant à la syphilis, proclame que le premier de ces liquides renferme seul le virus syphilitique et qu'on peut impunément prendre du vaccin sur un individu contaminé pourvu qu'on ne le mêle pas avec du sang. Plusieurs faits ont été publiés par M. Viennois qui viennent à l'appui de cette manière de voir. Il en est de même de celui que j'ai emprunté à la *Gazette des hôpitaux* (22 octobre 1864). On serait heureux de pouvoir se rattacher à cette opinion d'une manière absolue, car si elle était fondée, il dépendrait toujours de nous de faire disparaître le danger. Malheureusement l'expérience ne nous paraît pas avoir dit son dernier mot sur ce point capital, et il faut bien convenir que, théoriquement, il est difficile de comprendre une distinction aussi radicale. Nous ne saisissons pas bien ce qu'a voulu dire M. Viennois quand il nous représente le vaccin renfermé dans ce qu'il appelle la *poche vaccinale*. On rencontre bien une certaine quantité de ce liquide dans l'épaisseur de la pustule, mais ce n'est que la minime partie de celui qu'on peut y puiser dans une séance de vaccination. Voici en effet ce qu'on observe. Quand, avec la lame d'une lancette horizontalement conduite, on a entamé en plusieurs points l'épiderme épaissi, on voit apparaître, au bout de quelques instants, une ou plusieurs gouttelettes d'un liquide transparent et incolore, quelquefois légèrement citrin. Généralement on peut puiser à cette source pendant un temps assez long pour acquérir la certitude qu'il n'était pas renfermé en totalité dans l'épaisseur de la pustule vaccinale; mais on fait souvent une expérience qui le démontre sans réplique. Il suffit d'enlever toute l'enveloppe extérieure, de mettre le derme à nu et de l'essuyer complétement avec un linge. Au bout de quelques instants on voit sourdre un nouveau liquide qui a les mêmes apparences que le premier, qui produit les mêmes résultats et qui est évidemment fourni par les capillaires du derme dénudé. Il est souvent assez abondant pour qu'on puisse en remplir deux ou trois tubes. Plus d'une fois nous avons trouvé ainsi sur la même pustule vaccinale de quoi inoculer plus de cent enfants. Ce qui prouve bien encore que ce liquide, appelé virus vaccin, est loin d'être étranger à certains éléments du sang et au sérum en particulier, c'est que, quand on le recueille sur un très-jeune enfant encore atteint de l'ictère des nouveau-nés, il offre une couleur jaune, quelquefois très-marquée, sans que cela paraisse diminuer ses propriétés.

Quand on réfléchit à tout cela, n'est-on pas conduit à se demander en quoi le mélange de quelques globules sanguins peut changer les qualités fondamentales du liquide et lui donner la propriété de communiquer la syphilis? La théorie, il faut en convenir, est séduisante ; elle s'appuie sur quelques faits qui doivent fixer l'attention ; mais il ne nous semble pas qu'elle soit encore assise sur des bases assez solides pour qu'on puisse l'adopter sans faire des réserves ; il faudra certainement en tenir compte dans la pratique, mais jusqu'à nouvel ordre il ne nous paraît pas permis de se croire dans une sécurité complète parce qu'on a évité de faire couler du sang en recueillant le vaccin.

Que faut-il donc faire pour ne plus voir se reproduire les accidents qui ont si justement ému les médecins dans ces dernières années? Je ne suppose pas qu'il puisse venir à l'esprit de personne qu'il faille renoncer aux immenses bienfaits de la vaccine. C'est sur des millions d'individus que le vaccin a été inoculé jusqu'à ce jour avec avantage, et quoiqu'elle se soit déjà trop souvent répétée, la syphilis vaccinale ne constitue en somme qu'une bien rare exception. Où en serions-nous en thérapeutique médicale ou chirurgicale s'il fallait repousser un médicament ou un procédé opératoire parce qu'il ne réussit pas toujours et qu'il peut, dans quelques cas exceptionnels, devenir nuisible! La perfection est une chimère après laquelle il ne faut pas trop courir, et comme toujours, entre deux maux il faut savoir choisir le moindre. C'est à diminuer encore les quelques inconvénients d'une méthode si utile qu'il faut surtout s'attacher, et l'on peut facilement y parvenir en entourant la vaccination de toutes les précautions dont on a le tort de se départir trop souvent en se fiant aveuglément à des doctrines syphilitiques ou vaccinales dont le temps a fait justice.

Le point capital est de ne puiser le vaccin qu'à des sources pures, et cela n'est pas aussi difficile qu'on s'est plu à le dire. Généralement c'est sur de jeunes enfants qu'on le recueille, c'est-à-dire à une époque de la vie où, quand la syphilis existe, elle a été transmise le plus habituellement par hérédité. Or, dans cette supposition, quelle est l'époque d'apparition des manifestations extérieures de la syphilis? De l'aveu même de ceux qui pensent qu'elles existent rarement au moment de la naissance, il résulte qu'elles sont promptes à se produire quand le fœtus a quitté le sein maternel. M. Diday, par exemple, qui a donné à ce sujet un tableau fondé sur 158 cas, est arrivé aux résultats suivants :

Le mal s'est déclaré :

Avant un mois révolu depuis la naissance..	86 fois.
— deux mois....................	45
— trois mois....................	15
A quatre mois..........................	7
A cinq mois..........................	1
A six mois..........................	1
A huit mois..........................	1
A un an..........................	1
A deux ans..........................	1

En ne s'arrêtant qu'au premier chiffre, 86 sur 158 avant la fin du premier mois, n'est-on pas forcé de convenir combien est hâtive la tendance à cette manifestation ? Mais il ne faut pas oublier que d'autres observateurs, placés dans des conditions favorables pour voir des cas de ce genre, assurent que c'est surtout au moment de la naissance que les enfants syphilitiques portent des traces extérieures de leur affection. L'un d'eux n'affirmait-il pas récemment, au sein de l'Académie, qu'il avait vu plus de 100 faits de ce genre.

Il est bien rare, si ce n'est en temps d'épidémie et dans les hôpitaux, qu'on vaccine les enfants avant cinq à six semaines ; et par cela même, le danger déjà peu grand de la syphilis vaccinale se trouve encore de beaucoup diminué. Dans tous les cas, comme sur une pareille question on ne saurait s'entourer de trop de précautions, il est bien facile de s'imposer pour règle générale de ne recueillir du vaccin que sur des enfants qui auraient dépassé le deuxième ou le troisième mois.

Il faudra en outre les examiner des pieds à la tête, éloigner tous ceux qui auront quelque éruption suspecte, ne s'adresser qu'à ceux qui sont gros et frais, et avoir autant que possible des renseignements précis sur les antécédents des parents; si l'on ne s'écarte pas de ces règles, on peut marcher hardiment et continuer comme par le passé les vaccinations de bras à bras. Si l'on n'a pas la certitude absolue d'avoir écarté tout danger, on pourra du moins se rendre le témoignage qu'on a rempli son devoir aussi bien que possible dans l'état actuel de la science.

L'Académie peut, sous ce rapport, invoquer son expérience

qui est une des plus vastes. Elle procure les bienfaits de la vaccine à deux ou trois mille individus chaque année; et jusqu'à ce jour, elle n'a pas eu à constater un seul cas de syphilis vaccinale parti de chez elle.

Quoiqu'il ne paraisse pas absolument démontré que le sang soit le seul agent de la transmission syphilitique, il faut éviter de le faire couler en ouvrant la pustule vaccinale, et si l'on n'a pas réussi, il sera bien d'essuyer avec un linge et d'attendre qu'une nouvelle gouttelette à peu près incolore apparaisse à la surface du bouton. Si l'on ne pouvait faire disparaître la partie colorante du sang, mieux vaudrait abandonner cette pustule et s'adresser à une autre.

Rien n'est à dédaigner sur un sujet aussi important; l'expérience a démontré que l'inoculation avec l'aiguille donne, au point de vue de la vaccine, des résultats aussi satisfaisants que l'inoculation avec la lancette ou par d'autres méthodes généralement abandonnées ; or, avec le premier de ces instruments, qui est à peu près le seul dont on se serve à l'Académie depuis plus de huit années, on introduit une beaucoup moins grande quantité de liquide et l'on diminue d'autant les chances de l'infection syphilitique. Peut-être serait-il bien de généraliser ce mode opératoire, qui a d'ailleurs plusieurs autres avantages.

D'un autre côté, si l'aiguille fait pénétrer moins de vaccin, elle fait aussi couler moins de sang sur l'individu vacciné, et si par malheur celui-ci était syphilitique, il y aurait beaucoup moins à craindre de retirer l'instrument chargé de ce liquide et d'inoculer à d'autres enfants qui seraient vaccinés dans la même séance, le principe syphilitique puisé à cette source.

Vivement impressionnés par le récit des faits malheureux qui ont été publiés dans ces dernières années, quelques médecins ont proposé de renoncer à l'inoculation de bras à bras et de ne se servir que de virus conservé dans des tubes. Il est difficile d'admettre qu'on trouvât là une ressource bien efficace, tout dépendrait du liquide ainsi mis en réserve; et si l'on avait négligé les précautions dont nous avons parlé à propos des enfants sur lesquels on puise le virus vaccin, les résultats ne seraient probablement pas modifiés : le virus syphilitique se conserve aussi et peut être transporté dans des tubes.

M. le docteur Viennois, qui est disposé à accorder quelque valeur à cette réforme, ne la croit pas cependant suffisante, et il en propose une beaucoup plus radicale. Revenons, dit-il, au cowpox. Il voudrait que l'industrie privée s'emparât de cette idée; que des génisses fussent inoculées toute l'année, de manière à fournir en tout temps un liquide vaccinal efficace et sans danger. Notre confrère fait remarquer qu'il n'a pas la prétention d'indiquer une chose nouvelle; il sait que cette coutume existe à Naples depuis cinquante ans, parmi les gens de la classe aisée, et il voudrait la voir se généraliser chez nous. Nous pouvons ajouter qu'un médecin de Paris, mort depuis quelques années, mû par d'autres motifs que la crainte de la syphilis, était entré dans cette voie, et pendant longtemps on a pu voir à certaines époques l'annonce de vaccinations faites avec du vaccin pris sur la génisse. Cette tentative n'eut pas grand succès, et elle resta concentrée dans la pratique du docteur James.

Elle semble devoir se renouveler de nos jours, car elle a séduit deux jeunes médecins qui paraissent animés des meilleures intentions, et l'un d'eux est récemment parti pour Naples, dans le but d'y étudier sur place une institution que l'on dit y rendre des services depuis longues années.

En se plaçant à un point de vue purement scientifique, s'il était démontré que l'espèce bovine est absolument réfractaire à l'action du virus syphilitique, et qu'elle n'est pas d'ailleurs sujette à d'autres maladies capables de se transmettre par inoculation, il serait difficile de ne pas voir dans cette idée un véritable progrès, qui ferait cesser des inquiétudes légitimes en rendant à la vaccination toute sa sécurité; mais il ne faut pas se dissimuler qu'elle rencontrera de bien grandes difficultés pour sa mise en pratique. Ce qui pourra être fait pour les grands centres de population, ne saurait l'être pour les petites villes et les campagnes; attendons toutefois le résultat des études qui vont être entreprises et sachons les encourager, en nous souvenant que nous vivons à une époque et dans un pays où rien de ce qui est véritablement utile n'est impossible.

L'Académie termine ici, monsieur le ministre, ce qu'elle avait à vous dire sur cette importante question de la syphilis vaccinale; mais elle ne voudrait pas qu'on pût induire de ses paroles et des faits malheureux qu'elle a dû porter à votre connaissance, que la vaccine a cessé d'être à ses yeux une des plus grandes découvertes dont se soit enrichie la médecine : elle est plus que jamais convaincue qu'il faut encourager la propagation de cette bienfaisante méthode, et elle aura atteint son but si, en dissipant quelques illusions, elle a fait comprendre à tous les médecins qu'il convient de l'entourer des plus minutieuses précautions.

Communication de M. Depaul.

Séance du 17 janvier 1865.

Messieurs, je demande la permission de profiter des quelques instants dont peut encore disposer l'Académie pour répondre immédiatement à M. Blot, me réservant de compléter ce que j'ai à lui dire dans une prochaine séance, en même temps que j'examinerai l'argumentation de M. Ricord.

Le discours de M. Blot m'a causé une certaine surprise, et je n'y ai pas trouvé ces allures nettes qui caractérisent son esprit. Dès le début et après ses premiers développements, tout le monde a pu croire qu'il venait s'inscrire contre la réalité de la syphilis vaccinale. Mais il n'en était rien, car un peu plus tard il a répété par trois fois qu'il admettait le fait comme démontré. Je comprends difficilement, dès lors, comment, refusant d'entrer dans l'examen des observations, il a déclaré qu'il tenait pour valables toutes les critiques qu'elles avaient suggérées à M. Ricord. Cela me prouve qu'il n'est pas difficile, ainsi que j'espère le démontrer plus tard.

Pour le moment, je me contente de prendre acte de son aveu. Il croit à la transmission de la syphilis par la vaccination, et je ne lui en demande pas davantage. Il a adhéré au fait capital qui domine toute cette discussion. Tandis que je me déclare encore incomplétement édifié sur la question de savoir si c'est le sang ou le liquide incolore et transparent qu'on peut puiser dans un bouton vaccinal qui jouit du fatal privilége de transmettre la syphilis, lui, admet sans réserve que c'est le premier de ces liquides à l'exclusion du second. Pour cela il se fonde sur quelques faits dont j'ai parlé, et il adopte l'opinion de M. Viennois.

Cette question, malgré son importance, que je n'ai pas méconnue, occupe un rang secondaire dans le débat. Ce qui intéresse avant tout la santé publique, la sécurité des familles et même la responsabilité des médecins, c'est de savoir, oui ou non, si en inoculant un enfant sain avec du liquide vaccinal pris sur un enfant vérolé, on peut le contaminer. Eh bien, je suis convaincu que cela ne peut être mis en doute, et M. Blot lui-même ne le conteste pas.

Voilà pourquoi, en ma qualité de médecin, comme membre de cette Académie et surtout comme le directeur officiel du service de la vaccine, j'ai cru accomplir un devoir impérieux en venant mettre à l'ordre du jour de nos discussions la question de la syphilis vaccinale, question grave sans aucun doute, mais dont l'actualité devient de plus en plus évidente. Depuis le procès du docteur Hubner, depuis les faits de Rivalta surtout, il n'est pas de médecin qui ne se préoccupe et qui n'éprouve quelques scrupules quand il est appelé à pratiquer la vaccination. Il faut donc que la lumière se fasse pour tous! Il faut que les équivoques se dissipent et que les doutes disparaissent! Il faut qu'on sache en définitive à quoi s'en tenir, et c'est pour l'Académie un devoir de faire connaître son jugement dans une affaire de cette importance. Quant à moi, sur qui pèse une si grande responsabilité, puisque je vaccine de 3 à 4000 enfants chaque année et que je fournis du vaccin à tous les médecins de Paris et des départements, je ne pouvais garder le silence en présence des cas malheureux qui se sont reproduits depuis quelques années. Voilà les seuls motifs qui ont inspiré mon rapport, et nullement, comme on l'a dit et comme M. Blot s'est plu à le répéter, les suggestions d'un « malin esprit ». Qu'on n'invoque donc plus de mesquines rivalités de doctrine ou de personnes.

Il se pourrait bien que je prouvasse, en passant, que certaine école syphiliographique a fait son temps. Mais si l'étude de la syphilis vaccinale vient lui donner le dernier coup, je déclare que ce ne sera pas là le principal but de mes efforts, je ne le ferai en quelque sorte que contraint par la logique même des faits.

Mais, M. Blot, qui n'a rien eu à ajouter à la critique faite par M. Ricord de quelques-uns des faits cités par moi, et qui cependant conclut tout différemment que notre collègue, s'est surtout attaqué aux moyens prophylactiques que j'ai cru devoir conseiller. Mais, ici encore, il n'a rien ajouté de nouveau à ce qui avait déjà été objecté, et son intervention se borne à l'assentiment qu'il a accordé aux observations déjà présentées par M. Ricord. Seulement M. Blot, qui regrette que je n'aie pas tenu compte des conseils qu'il avait bien voulu me donner dans la commission de vaccine, a oublié que je l'avais prié à mon tour de me lire avec plus de soin qu'il ne m'avait écouté, et surtout de ne pas me faire parler autrement que je l'avais fait. Je suis fâché que ma recommandation n'ait pas été écoutée. S'il en eût été autrement, il ne m'aurait pas fait dire que rien n'était *facile* comme de *prévenir* la syphilis vaccinale.

En effet, après avoir déclaré que je ne pensais pas qu'il pût venir à l'esprit de personne de renoncer aux immenses bienfaits de la vaccine, j'ajoutais : « Où en serions-nous en thérapeutique médicale ou chirurgicale s'il fallait repousser un médicament ou un procédé opératoire parce qu'ils ne réussissent pas toujours et qu'ils peuvent, dans quelques cas, devenir nuisibles. La perfection est une chimère après laquelle il ne faut pas trop courir, et comme toujours, entre deux maux il faut savoir choisir le moindre. C'est à *diminuer* encore les inconvénients d'une méthode si utile qu'il faut surtout s'attacher, et on peut facilement y parvenir en entourant la vaccination de toutes les précautions dont on a eu le tort de se départir trop souvent en se fiant aveuglément à des doctrines syphilitiques ou vaccinales dont le temps a fait justice. »

Il est donc bien démontré que l'assertion de M. Blot est l'œuvre de son imagination, et que la réfutation qu'il en a faite s'adresse à lui-même et non à moi. J'ai l'habitude de mieux peser les paroles dont je me sers et de les mieux mettre en harmonie avec ma pensée. J'ai voulu dire et j'ai dit qu'avec les précautions que je recommandais, on pourrait non pas faire *disparaître à tout jamais* la syphilis vaccinale, mais en diminuer les cas déjà rares.

Malgré les dénégations de M. Ricord, reproduites par M. Blot, je maintiens que rien n'est à négliger dans une question aussi grave, et l'aiguille me paraît avoir des avantages réels sur la lancette ; mais ici encore il me faut pas me prêter des opinions que je n'ai pas exprimées. Voici mes paroles : « Avec le premier de ces instruments (l'aiguille) on *introduit* une moins grande quantité de *liquide*, et l'on diminue d'autant les chances de l'infection syphilitique... D'un autre côté, si l'aiguille fait pénétrer moins de vaccin, elle fait aussi couler moins de sang sur l'individu vacciné, et si par malheur celui-ci était syphilitique, il y aurait moins à craindre de retirer l'instrument chargé de ce liquide et d'inoculer à d'autres enfants qui seraient vaccinés dans la même séance le principe syphilitique puisé à cette source. »

Comment, après m'être expliqué d'une manière si claire, M. Blot persiste-t-il à me reprocher d'avoir confondu la *quantité* d'un virus avec sa *qualité*. Ceci me donne le droit de faire remarquer qu'il ne distingue pas l'*inoculation* d'un virus de son *absorption*. Cela étant, je comprends que nous ne puissions pas nous entendre. Mais, pour peu qu'il veuille y réfléchir, il sera forcé d'admettre que la lancette entamant la peau dans une étendue 5 à 6 fois plus grande donnera 5 à 6 chances de plus à l'*absorption* du virus. Je ne me suis nullement occupé de la *quantité* de virus qui devait être *absorbée* pour que l'*infection* eût lieu ; à cet égard, il est probable que l'ignorance de M. Blot est aussi grande que la mienne ; tout ce que nous savons, c'est qu'il en faut très-peu, mais encore en faut-il une certaine quantité.

Quoi qu'il en soit, je pense qu'il est prudent de ne prendre au bout de l'instrument que le *moins possible* du liquide que fournit une pustule vaccinale et qui contient peut-être du virus syphilitique; or, sous ce rapport, l'aiguille a une supériorité marquée sur la lancette.

M. Blot m'a demandé sur quoi je me fondais pour dire qu'il n'était pas permis de se croire dans une sécurité complète parce qu'en recueillant du vaccin on avait évité de faire couler du sang. Cela ne signifie pas, comme il l'a prétendu, qu'avec du *virus vaccin parfaitement pur* on pouvait inoculer la syphilis : ce serait là une naïveté par trop grande dont je ne me suis pas rendu coupable. Pour s'en convaincre, il suffisait de me lire et de ne pas me dénaturer. S'il est vrai, disais-je, qu'on soit exposé à transmettre la syphilis par la *vaccination*, sait-on avec la même certitude quel est l'agent de cette transmission? est-ce le sang? est-ce le liquide vaccinal? Puis, après avoir rappelé les faits qui viennent à l'appui de l'opinion de M. Viennois, j'ajoutai qu'on serait heureux de pouvoir s'y rattacher, mais que malheureusement l'expérience n'avait pas encore dit son dernier mot sur ce point capital. De quoi se compose d'ailleurs le liquide vaccinal? Évidemment de sérum contenant le virus vaccin. Or ce sérum, c'est le sang, en définitive, et comme je l'ai dit dans mon rapport, on ne comprend pas pourquoi le mélange de quelques globules qui ne sont pas la partie absorbable serait indispensable pour la transmission de la syphilis.

Toutefois je n'ai pas exprimé d'opinion absolue, puisqu'en parlant de cette théorie, qui a quelque chose de consolant, j'ai ajouté qu'il fallait en tenir compte dans la pratique.

Comme M. Ricord, M. Blot s'est demandé s'il y avait opportunité à saisir un ministre d'une semblable question. Je m'explique les scrupules du premier, mais je ne les comprends pas dans la bouche du collègue auquel je réponds en ce moment. Avec qui donc l'Académie s'entretient-elle de tout ce qui concerne la vaccine, si ce n'est avec M. le ministre de l'agriculture, du commerce et des travaux publics? N'est-elle pas en communication officielle avec lui, chaque année, à l'occasion du rapport qu'elle doit transmettre sur l'état de la vaccine en France? Ai-je besoin, pour montrer tout l'intérêt qu'il porte à cette question d'hygiène publique, de rappeler qu'il a pris quelquefois l'initiative et que, s'adressant à l'Académie, il lui a demandé la solution de questions au moins aussi délicates. Le 25 octobre 1858, ne lui écrivait-il pas, *dans l'intérêt de la pratique médicale et de la médecine légale*, pour demander une réponse aux deux propositions suivantes :

1° Les accidents syphilitiques constitutionnels sont-ils contagieux ?

2° Au point de vue de la contagion, le produit de ces accidents a-t-il, chez les enfants à la mamelle, des propriétés différentes que chez l'adulte ?

Il est incontestable que M. le ministre veut être instruit de tout ce qui intéresse la vaccine, et que notre devoir est de ne pas nous laisser devancer. Il y a dans le corps médical une sourde rumeur qui prouve que le moment est arrivé de s'occuper sérieusement de la question de la syphilis vaccinale, et les alarmes exagérées de quelques personnes intéressées ne sont pas de nature à supprimer une discussion devenue nécessaire pour la tranquillité de tous. Beaucoup de médecins croient à la possibilité de la transmission de la syphilis par la vaccination. Cette opinion est vraie ou erronée : si elle est fondée, il ne faut pas craindre de la proclamer; si elle est erronée, il faut lui barrer le passage et ne pas attendre plus longtemps pour la combattre et pour la détruire. Combien d'erreurs, notamment en matière de syphilis, erreurs pernicieuses et funestes, n'auraient pas si longtemps régné dans la science, au grand détriment de la santé publique, si les doctrines d'où elles dérivaient n'avaient pas été acceptées si complaisamment et si elles avaient subi, dès l'origine, l'épreuve de la controverse et le contrôle des discussions académiques !

Communication de M. Depaul.

Séance du 31 janvier 1865.

Messieurs, l'Académie connaît aujourd'hui le travail que j'ai eu l'honneur de lui soumettre, et elle a pu juger par elle-même si tous les efforts qui ont été tentés, dès le début, pour l'empêcher de se produire avaient quelque raison d'être. On vous l'avait présenté comme un acte révolutionnaire qui allait tout mettre en péril, et j'espère que vous lui aurez reconnu un caractère éminemment conservateur qui dénote dans son auteur un dévouement profond pour la vaccine. Ils ont été bien mal inspirés ceux qui semblent tant redouter le bruit et la lumière en détournant mon rapport de sa voie naturelle qui le conduisait simplement dans la collection officielle de nos travaux sur la vaccine, où il était enterré comme ses aînés sans recevoir même les honneurs de l'insertion dans nos *Bulletins* et sans que la presse médicale eût à s'en occuper !

Aujourd'hui, au contraire, ma communication a franchi les portes de cette enceinte, emportée et discutée par les divers organes de la presse scientifique, et elle est devenue à l'heure qu'il est l'objet des préoccupations du corps médical tout entier. En ce qui me concerne, je ne vois à cela aucun danger réel. Il était utile que l'attention des praticiens fût réveillée sur un pareil sujet, et si j'en juge par les nombreuses communications qui me sont adressées de tous les côtés, j'ai touché à une question sur laquelle chacun éprouvait depuis longtemps le besoin d'être éclairé.

Je puis me rendre le témoignage d'avoir donné à mon travail une forme irréprochable. Si j'ai été ferme et inexorable sur le fond, je me suis efforcé d'être toujours académique. Je n'ai pas cessé d'être poli et même élogieux pour ceux dont j'ai attaqué les doctrines, et si j'ai usé de mon droit de critique, je n'en ai jamais dépassé les limites.

Je dois à la vérité de dire que je n'ai pas trouvé les mêmes tendances dans la réplique de mon contradicteur M. Ricord.

Uniquement occupé de sa personnalité, il a fait des efforts inouïs pour égarer la discussion et pour faire disparaître dans des détails secondaires le fait capital et exclusivement scientifique qui seul était en cause.

Selon une habitude qui s'était déjà révélée dans la discussion de 1852, il a par voie d'insinuation cherché à vous faire entendre qu'une question personnelle avait été le seul mobile du promoteur de ce débat, et il a eu soin de faire accentuer davantage de pareilles accusations en dehors de cette enceinte. Je suis étonné qu'un homme de sa valeur et dans sa position n'ait pas compris que de pareils arguments n'étaient dignes ni de lui ni de l'assemblée à laquelle il s'adressait, et je me permettrai d'ajouter que je les repousse comme indignes de moi. Il faut, en vérité, qu'il ait bien peu de bonnes raisons à donner, et qu'il trouve bien mauvaise la cause qu'il a si obstinément défendue jusqu'à ce jour pour qu'il ne recule pas à descendre jusqu'à de pareils moyens!

Après avoir, à l'aide de ce fantôme, cherché à jeter de la défaveur sur ma communication, il a voulu vous émouvoir en se présentant comme une victime qu'on avait comploté d'immoler. Il vous a sérieusement demandé s'il était convenable de le faire intervenir sans son autorisation dans une discussion scientifique!

Il en a appelé à la bonne confraternité et même aux convenances académiques. Mais ce qui l'a surtout profondément ému, c'est la pensée terrifiante pour lui que des doctrines qui ont fait sa gloire et sa réputation pendant plus de vingt ans pussent trouver place dans un rapport destiné à un ministre, accompagnées, bien entendu, des critiques dont elles sont inséparables aujourd'hui. Il ne peut se faire à cette idée à laquelle des flatteurs intéressés ne l'ont pas habitué, et c'est pour cela qu'il a dans cette occasion fait jouer toutes ses batteries et cherché en dehors de cette enceinte des défenseurs dévoués quand même.

Comme une pareille tactique ne lui inspirait pas sans doute une confiance absolue, il a fait intervenir d'autres arguments qui sont de la même force et qui laissent toujours de côté la question scientifique qui seule devrait l'occuper. N'y a-t-il pas un grand danger, s'est-il écrié, à faire un nouveau procès à la vaccine? Et ne faut-il pas s'arrêter devant la crainte de lui porter un coup funeste? L'occasion ne serait pas favorable, parce qu'au moment où nous parlons la variole sévit dans le département de la Seine-Inférieure. Mais à ce compte, il faudrait renoncer pour toujours à s'occuper de ce sujet, car il n'est pas d'année où cette maladie n'apparaisse sous forme épidémique dans plusieurs localités. Non, cet ennemi ne nous menace pas plus aujourd'hui que de coutume, et fût-il à nos portes comme on vous l'a dit, le moment serait toujours opportun de travailler à diminuer les inconvénients de la vaccine ; mais pour cela il faut d'abord les connaître.

Mon contradicteur n'a pas été mieux inspiré, quand, s'adressant au corps médical tout entier, il lui a parlé de sa responsabilité augmentée par la question que j'avais eu l'imprudence de soulever. Rappelez-vous, a-t-il dit, ce médecin que les vaccinations de Hollfeld ont pu conduire devant la justice et faire condamner? Oui, sans doute, il faut s'en souvenir ; mais ce qu'il ne faut pas oublier non plus, c'est que cette responsabilité sera d'autant plus grande, que peu soucieux de savoir au juste ce que vous faites, vous continuerez à marcher dans les ténèbres, alors qu'il dépendait de vous de savoir la vérité et par cela même de mieux vous tenir sur vos gardes.

Non, j'ai trop de confiance dans le bon sens de mes collègues et de tous mes confrères pour leur faire l'injure de croire qu'ils aient pu être ébranlés par de pareils arguments; ce sont ceux que mettent en avant les avocats qui ont des causes mauvaises à défendre; mais dans cette enceinte ils ne peuvent manquer d'être appréciés à leur juste valeur, et je suis bien rassuré sur l'impression qu'ils sont destinés à faire sur vos esprits. M. Ricord a beau vouloir donner le change, il ne fera croire à personne que ma communication n'ait eu pour but que de lui être désagréable. Comment, d'ailleurs, expliquerait-il l'intervention de son *excellent ami*

M. Trousseau, qui est venu défendre les mêmes doctrines que moi et combattre les mêmes erreurs? Eh quoi, il ne serait plus possible de critiquer les opinions scientifiques d'un collègue sans qu'on vous accusât d'un acte d'hostilité personnelle! Quant à moi, je proteste et je passe outre : tout ce que M. Ricord peut exiger, c'est qu'en discutant le savant on respecte l'homme privé. Je n'ai pas manqué à ce devoir jusqu'à présent, et je promets de ne le point perdre de vue dans ce qui me reste à dire.

Que mon contradicteur se trouve mal à son aise, je le comprends sans peine. Qu'il aimât mieux qu'on ne s'occupât plus de ses doctrines, cela ne se voit que trop. Aujourd'hui que sa charte est déchirée et qu'il n'a plus de fil conducteur, il est placé dans une situation pénible, entre le souvenir d'anciens succès qu'il ne voudrait pas voir s'effacer et des idées nouvelles dont la portée ne peut échapper à son esprit clairvoyant, mais qui, malheureusement, ne laissent que des débris épars de cette ancienne école du Midi, dont il n'est plus question qu'à un point de vue purement historique.

Au point où en sont les choses, à quoi peuvent aboutir toutes ces résistances désespérées? A rien d'utile pour la science, ni même pour la réputation scientifique d'un collègue qui s'est certainement trompé de très-bonne foi et qui trouvera encore dans les choses utiles qu'il a faites de quoi passer à la postérité. Que si cela ne lui suffit pas, libre à lui de rester en arrière avec ses idées d'autrefois : au lieu de se mettre à la tête d'un mouvement qu'il aurait dû diriger, il sera forcément entraîné par lui, et je me demande ce que sa considération y gagnera.

Après ces préliminaires indispensables qui sont ma réponse à une partie de l'argumentation de M. Ricord, que l'Académie me permette de remettre la discussion sur son véritable terrain.

1° La syphilis peut-elle être transmise par la vaccination?

2° Si la réponse est affirmative, y a-t-il des mesures à

prendre pour conjurer un pareil résultat ou du moins pour en diminuer les chances?

Sur le premier point, mon savant collègue a d'abord éprouvé le besoin de faire voir qu'il n'avait pas été le seul à résister aux faits qui affirmaient la syphilis vaccinale, et une grande partie de son discours a été employée en citations qui étaient bien inutiles, puisque j'avais déclaré moi-même que, jusqu'à ces dernières années, cette négation avait été la croyance de la grande majorité des médecins : aux témoignages de Husson (1), de Steinbrenner (2), de M. Bousquet (3), il aurait pu joindre celui de la plupart des auteurs qui ont écrit sur la vaccine. Je n'avais pas omis non plus de citer le résultat négatif des expériences tentées par MM. Bidard, Taupin et plusieurs autres. Aussi je ne comprends pas quel besoin avait M. Ricord de faire intervenir un document qui est certainement le moins probant de tous ceux qu'il pouvait invoquer ; je veux parler des résultats de l'enquête faite par le comité général d'hygiène, sur l'histoire et la pratique de la vaccine, présentés aux deux chambres du parlement par ordre de Sa Majesté la reine d'Angleterre (en 1857).

Dans un questionnaire imprimé, qui fut adressé à presque tous les médecins ayant quelque notoriété, la syphilis vaccinale avait naturellement trouvé sa place. Vous avez vu que la plupart de ceux qui ont répondu ne se sont pas beaucoup compromis, et vous resterez convaincus comme moi que ce n'est pas avec de pareils documents qu'on peut faire avancer la science.

M. Chomel s'est contenté de dire qu'il *ne pensait pas* que la pustule vaccinale pût contenir, outre la lymphe qui lui est propre, le principe de la syphilis.

(1) Husson, *Recherches historiques et médicales sur la vaccine*, 3e édition. Paris, 1803.

(2) Steinbrenner, *Traité sur la vaccine, ou recherches historiques et critiques sur les résultats obtenus par les vaccinations et les revaccinations*. Paris, 1846.

(3) Bousquet, *Nouveau traité de la vaccine et des éruptions varioleuses ou varioliformes*. Paris, 1848.

M. Moreau, qui est du même avis, est tellement sous l'empire des doctrines syphilitiques de l'époque, qu'il se hâte d'ajouter que pour produire la syphilis il faudrait inoculer du pus venant d'un chancre vénérien et non d'une pustule vaccinale.

M. Rayer ne dit qu'une chose, c'est que dans sa longue pratique il n'a pas observé d'exemple de syphilis transmise par la vaccination. Les cas rares qu'on a cités ne lui paraissent pas concluants.

M. Rostan émet bien l'opinion que le *virus vaccin* ne transmet que la vaccine ; mais pour plus de sécurité, toutefois, il recommande de ne le prendre que sur des sujets bien sains.

En somme, sur 527 réponses, 40 expriment des doutes, 6 affirment simplement, 2 affirment en se fondant sur des observations.

J'avoue qu'en me laissant guider par ce que je savais de l'opinion générale des médecins sur cette question, je n'aurais pas soupçonné un pareil résultat, et je trouve que les 40 doutes émis avec les 8 affirmations positives attestent que la possibilité de la transmission de la syphilis par la vaccination n'avait pas rencontré autant d'incrédules que je me l'étais imaginé.

Mais puisque mon contradicteur attachait tant de valeur aux témoignages des autres, il n'aurait pas mal fait de nous dire qu'en dehors du document anglais beaucoup d'autres voix se sont élevées dans ces dernières années pour affirmer la réalité de la syphilis vaccinale. N'est-il pas curieux, par exemple, que presque tous ses élèves l'aient abandonné sur ce point comme sur tant d'autres, et pour n'en citer qu'un, M. Diday n'écrivait-il pas dernièrement « que la transmission de la syphilis par la vaccine humaine était devenue d'une simple croyance reléguée au rang des préjugés vulgaires, un fait s'imposant au nom de la science qui l'explique autant que sur la foi des malheurs qui la signalent. »

Le docteur Henri Lee (1) a fait connaître les opinions de quelques éminents médecins.

(1) H. Lee, *Leçons sur la syphilis. De l'inoculation syphilitique et de ses rapports avec la vaccination*, trad. par E. Baudot. Paris, 1863.

M. Ackerly (de Liverpool) écrit qu'il ne doute pas que la syphilis ait été transmise d'un enfant infecté à un enfant sain à l'aide de la vaccination.

Le docteur Bamberger (de Wurzbourg) dit qu'il est réellement convaincu qu'une maladie contagieuse telle que la syphilis peut être inoculée simultanément avec la lymphe vaccinale. Un cas semblable, ajoute-t-il, s'est même présenté il y a peu de temps dans une ville voisine. Il fait allusion au fait qui entraîna la condamnation d'un médecin.

M. Barber (de Stamford) rappelle qu'il est très-possible qu'une petite quantité de sang soit mélangée avec la lymphe vaccinale, et nous ignorons, ajoute-t-il, quelle est la quantité de sang nécessaire pour déterminer une infection constitutionnelle.

M. Complin dit qu'il croit que la syphilis peut être communiquée par la vaccination.

Le docteur Lever (de l'hôpital de Guy) dit qu'il a vu un médicastre donner la syphilis à un enfant en le vaccinant.

Il serait inutile de multiplier ces citations, et quoique l'ouvrage dont je parle en contienne beaucoup d'autres, je terminerai par une réflexion que j'emprunte à M. Henri Lee : « Il faut se rappeler que ces opinions furent émises à une époque où presque tous les médecins partageaient les doctrines de M. Ricord, c'est-à-dire que les effets de l'inoculation syphilitique apparaissaient immédiatement après l'application du poison. A cette date on ne croyait pas que des accidents syphilitiques pussent ultérieurement apparaître lorsqu'il s'était déjà écoulé une semaine sans que le malade offrît aucun phénomène morbide. »

Je ne suis donc pas le seul à croire que les doctrines de l'hôpital du Midi aient contribué pour une large part à nous laisser ignorer pendant longtemps l'existence de la syphilis vaccinale, et c'est précisément parce que je me suis permis de le dire que j'ai soulevé tant de colères. Mais puisqu'on ne veut pas convenir de cette vérité et qu'on persiste à affirmer qu'on n'a jamais nié la possibilité de la transmission des accidents secondaires, je suis forcé de chercher et de montrer dans les diverses publications de mon contradicteur que ce n'est pas à la légère que j'ai fait peser sur lui une pareille responsabilité. Mais avant, qu'on me permette de rappeler comment s'exprimait M. Gibert en 1859 (1).

« Ces questions (il s'agit de la contagion des accidents secondaires), depuis longtemps résolues par le praticien dans le sens de l'affirmative, avaient été obscurcies par les expériences et les dénégations de Hunter dans le siècle dernier, et plus encore à notre époque, par un système expérimental nouveau qui tendait à réformer les doctrines généralement reçues sur la syphilis, d'après les résultats obtenus de l'*inoculation artificielle*.

» La contagion avait fini par être révoquée en doute et même complétement niée par plusieurs médecins de cette nouvelle école, bien que les partisans des anciennes doctrines, s'appuyant, à la vérité, presque exclusivement sur l'observation clinique, continuassent de chercher à faire prévaloir l'autorité des faits cliniques sur les lois posées par la doctrine nouvelle. »

Plus loin, il parle « des dénégations obstinées qu'on opposait aux observations cliniques les plus probantes. »

Je n'en ai pas dit davantage dans le rapport qui a éveillé tant de susceptibilités, et l'on va juger si j'avais raison. Voici ce qu'écrivait M. Ricord (2) en 1838 :

« Le virus modifié par l'absorption veineuse et lorsqu'il a produit l'empoisonnement général ne peut transmettre la maladie que par voie d'hérédité seulement.

» Toutes les fois qu'un symptôme, quels que soient son siége et sa forme, donne du pus inoculable, il est de nécessité le produit d'une contagion directe et non le résultat d'une infection générale due à l'absorption partie d'un autre point, et n'indique pas actuellement le tempérament syphilitique, ou, en d'autres termes, la vérole constitutionnelle. »

(1) Gibert, *Rapport sur la contagion des accidents secondaires de la syphilis* (*Bulletin de l'Académie de médecine*, 1858-1859, t. XXIV, p. 884).

(2) Ricord, *Traité pratique des malad. vénériennes*. Paris, 1838, p. 166.

En 1856 (1), il aborde avec une conviction plus entière encore les mêmes questions, et il les résout de la même manière. Je recommande la lecture de la trentième et de la trente et unième lettre. Après avoir apporté l'esprit que vous lui connaissez dans la critique des faits de Waller, il revient à Wallace, qu'il croyait mort, et se vante d'avoir ajouté quelques mots à son *oraison funèbre;* puis, en terminant, il demande à ses lecteurs *de décider s'il n'a pas gagné sa bataille de Prague.* Je sais bien ce qui lui fut répondu à cette époque par les gens *impartiaux* qu'il interrogeait, mais je sais aussi ce que lui répondent de tous côtés les observations cliniques, aussi bien que les expériences, et sa prétendue victoire n'est en réalité qu'une grande déroute.

C'est dans le même ouvrage qu'il formule pour la première fois son opinion sur la *syphilis vaccinale* (page 321) : « Ne me demandez rien sur la vaccine comme moyen de propagation de la syphilis. La vaccine a ses ennemis comme tout le monde. On l'accuse déjà, à tort ou à raison, d'être la cause de la fièvre typhoïde, en ayant empêché les enfants qui devaient mourir plus tard de cette dernière, de mourir plus tôt de la variole. On peut bien l'accuser de transmettre la syphilis; mais vous connaissez les *déplorables et ridicules observations* sur lesquelles on s'appuie, et vous avez jugé, comme moi, celles qu'on a fait valoir contre le docteur Hubner. Vous êtes convaincus, comme tous ceux qui ont présentement étudié cette question, au point de vue historique, critique, clinique et expérimental, que le vaccin ne transmet que le vaccin, sans empêcher la syphilis de se propager par ses voies ordinaires et trop souvent mystérieuses. »

En 1858, il renouvelle sa profession de foi (2) dans les termes suivants :

« Le chancre naît du chancre et *peut seul le reproduire.*

» La vérole naît du chancre et ne reconnaît pas d'autre

(1) Ricord, *Lettres sur la syphilis*, 2e édition, Paris, 1856 ; 3e édition, Paris, 1863.

(2) Ricord, *Leçons sur le chancre*, rédigées et publiées par Alfred Fournier. Paris, 1858. — 2e édition, 1860.

origine. C'est là un fait surabondamment démontré aujourd'hui et que les vains efforts de quelques rares contradicteurs ne suffisent plus à mettre en doute; c'est un fait qu'une expérience de vingt-cinq ans, sur le plus vaste théâtre de la syphilis, me permet de proclamer sans hésitation et pour lequel je n'ai point à craindre le démenti des générations à venir.

» Comme je l'a dit ailleurs, le chancre est à la vérole ce que la morsure du chien enragé est à l'hydrophobie. » (Page 10.)

« On suppose à juste titre que c'est par le sang que le virus se dissémine sur les autres organes ; mais on n'a pu, ni par l'*inoculation*, ni par l'analyse, démontrer la présence du virus dans le sang.

» Il est même remarquable que ce sang ne possède aucune qualité contagieuse et ne puisse communiquer la maladie à un sujet sain. » (Page 143.)

« Il y a plus, c'est que si vous cherchez dans les sécrétions même d'origine syphilitique, c'est-à-dire dans la sérosité ou le pus d'un accident *consécutif* quelconque, secondaire ou tertiaire, là même il vous échappe. On savait déjà à l'époque de Hunter et l'on sait encore de nos jours, en dépit des *confusionnistes contemporains*, que les symptômes constitutionnels de la syphilis ne produisent pas un pus semblable à celui d'où ils tirent leur origine. » (Pages 149 et 150 ; et p. 212.)

« Dans tous les cas, et ils sont nombreux, où l'inoculation d'accidents secondaires ou tertiaires a pu être pratiquée sur des *sujets sains*, dans les conditions *d'une expérimentation sérieuse*, elle n'a donné que des résultats *absolument* négatifs. » (Page 151.)

Dans ses annotations au *Traité de la maladie vénérienne* de Hunter (troisième édition, 1859), on trouve les passages suivants :

« Comme Hunter, je crois que les enfants ne peuvent transmettre que l'*accident primitif* (le chancre) contracté soit en naissant, soit après leur naissance. Aucune observation *incontestable* ne détruit cette proposition. » (Page 50.)

« Le pus fourni par les accidents secondaires ne s'inocule pas. » (Page 566.)

Les citations que j'ai empruntées aux trois dernières publications dont je viens de parler établissent que les idées de notre collègue ne s'étaient nullement modifiées à la suite de l'importante discussion qui eut lieu dans cette enceinte, en 1852, sur la transmission des accidents secondaires de la syphilis. Il disait alors que ce n'était pas par pur esprit de système qu'il ne voulait pas que les accidents secondaires fussent contagieux et inoculables; mais il demandait, pour modifier ses croyances, qu'on produisît des faits probants, et il repoussait tous ceux qu'on avait mis en avant comme n'ayant aucune valeur.

Cependant, sur l'invitation de M. le ministre lui-même, la question fut de nouveau portée devant l'Académie, à l'occasion du rapport de M. Gibert, dont j'ai déjà parlé; et dans la séance du 31 mai 1859, il eut de nouveau l'occasion de nous faire savoir où il en était de ses convictions sur la réalité de l'inoculation des accidents secondaires. Après un discours dans lequel, tout en protestant de son désir de connaître la vérité, il évite soigneusement de se prononcer d'une manière catégorique; il conclut en disant que le rapport qui sera adressé à M. le ministre, en réponse à sa demande, devra se renfermer dans la *réserve la plus rigoureuse*, admettant, si l'on veut, la *possibilité* de la contagion des accidents secondaires, mais sans rien spécifier de plus, quant à présent. De peur que ces paroles, qui ne le comprettaient cependant guère, fussent prises pour une concession, il s'écriait en terminant : *Fiat lux!* J'ajoute que notre collègue, qui faisait partie de la commission avec moi, avait refusé de signer le rapport.

Plusieurs d'entre nous ne se trouvèrent pas satisfaits d'une pareille réponse : M. Ricord, pressé de toutes parts, se décida à faire un pas de plus, et s'adressant à M. Bouillaud qui avait pris la parole, il ajouta : « Que s'il avait fait une si longue opposition à la doctrine de la transmission des accidents secondaires, c'est que, d'une part, les fauteurs de cette doctrine n'étaient pas d'accord entre eux, et ne s'appuyaient que sur des observations cliniques, contestables et susceptibles d'être interprétées autrement, et que, d'autre part, il n'avait pas fait d'inoculations sur des individus sains. Aujourd'hui, ces expériences ont été faites, et il ne peut s'élever contre elles. »

Voilà les paroles qui furent prononcées dans cette enceinte; ce fut un grand événement, et chacun s'en alla croyant à une conversion définitive et sincère de ce redoutable adversaire. La presse enregistra cet aveu qu'on avait eu tant de peine à obtenir et le porta à la connaissance du monde scientifique; mais il paraît que cet aveu, qui avait été fait sans aucune restriction dans la séance académique, ne tarda pas à troubler le repos de M. Ricord, car, en le faisant imprimer dans nos Bulletins, il l'a fait suivre des réserves suivantes :

« Toutefois, j'attendrai, pour avoir une conviction sans réserve à cet égard, que mes observations personnelles me l'imposent et non les observations de M. Gibert. » De sorte que les mêmes observations de M. Gibert, qui semblaient d'abord l'avoir convaincu, lui imposent encore des réserves qui ne cesseront que quand il y sera conduit par ses expériences personnelles. Or, comme avec la timidité qu'on lui connaît il a déclaré plusieurs fois qu'il ne se permettrait jamais d'en entreprendre de pareilles, cela veut dire, si je ne me trompe, qu'il faut se résigner à ne le voir jamais convaincu.

Ce qui s'est passé à l'Hôtel-Dieu, en 1862, va nous montrer qu'on s'était bien réellement mépris sur la réalité de sa conversion de 1859, et qu'il a toujours conservé au fond de son cœur un culte pieux pour ses anciennes doctrines. Serons-nous plus heureux cette fois à l'occasion de la syphilis vaccinale? Je l'espère sans pouvoir l'affirmer. Quoi qu'il en soit, dans les deux leçons qu'il fit dans l'amphithéâtre de M. Trousseau, après avoir discuté à sa manière le fait qui lui était soumis, il émit les propositions suivantes, qui sont loin d'exprimer une véritable conviction et qui légitiment mes inquiétudes sur une conversion définitive :

« Jusqu'à ce jour la plaque muqueuse seule a été inoculée ;

c'est l'accident le plus voisin du chancre qui peut se transformer en plaque muqueuse.

» Vous voyez que jusqu'à cette heure les inoculations de sang syphilitique sont restées sans résultat, et que les prétendus résultats sont entachés d'erreur.

» Quant à la syphilis vaccinale il est impossible de poser des conclusions absolues. Des faits nouveaux viennent de se produire, dont la portée *sera peut-être immense. Attendons!*

» *Un immense point d'interrogation* est aujourd'hui la seule réponse possible à la question qui nous a été posée. La vaccine peut-elle transmettre la syphilis? »

Je n'ai pas besoin de m'étendre longuement pour faire voir qu'à cette époque, qui est bien près de nous, notre collègue n'avait pas encore les convictions que quelques personnes lui ont attribuées, ou que du moins il s'était empressé de reprendre une grande partie de ce qu'il nous avait concédé. On le voit alors, comme aujourd'hui, se retrancher dans un système de temporisation qui témoigne bien de l'état de son esprit. Quoi ! de nouveaux faits de syphilis vaccinale, *dont la portée sera peut-être immense*, se sont produits, et l'on nous conseille d'attendre ! Et au lieu d'examiner ces faits, qui contiennent peut-être la solution de l'une des plus graves et des plus urgentes questions dont puissent s'occuper les médecins, on vous propose de fermer les yeux et de dormir tranquilles ! Mais quand donc le moment paraîtra-t-il opportun ? A quel nombre ces faits devront-ils s'élever pour qu'il vous paraisse utile d'en tenir compte?

Messieurs, M. Ricord s'est plaint amèrement de ce que, à propos de la syphilis vaccinale, j'avais cru devoir faire intervenir ses doctrines syphilographiques. L'examen rétrospectif que j'en ai fait passer sous vos yeux lui a paru presque une inconvenance, et vous savez avec quelle vivacité de langage il m'a demandé pourquoi je le mettais ainsi en scène. Vous avez déjà deviné ma réponse : c'est qu'il ne pouvait pas en être autrement. La question de la syphilis vaccinale est intimement liée à la question de transmission de la syphilis en général, et il est tellement impossible de parler de l'une sans s'occuper de l'autre, que mon collègue lui-même n'a pu se soustraire à cette nécessité. Consultez ses deux leçons faites à l'Hôtel-Dieu, et vous verrez quelle part large il a accordé à l'étude de l'inoculation du sang et du produit des accidents secondaires. Aujourd'hui, de plus en plus, embarrassé par le lourd fardeau de ses anciennes doctrines, il voudrait qu'on les laissât dans l'ombre, mais la science a des exigences auxquelles nous devons tous nous soumettre. Qu'il reste plus ou moins attaché à des ruines qui lui sont toujours chères, c'est son affaire. Quant à nous, nous avons le droit et le devoir de chercher à quelles sources diverses on peut puiser le virus syphilitique.

Pour ce qui est de la contamination par l'inoculation du produit des accidents secondaires, la question est définitivement résolue, on a beau se débattre, incriminer sans cesse la plaque muqueuse et appliquer à l'interprétation des observations un système impossible, tout cela n'a pas empêché la vérité de s'imposer. Les inoculations expérimentales de MM. Wallace, Waller, Rinecker, Velpeau, Vidal (de Cassis), Bouley, Auzias-Turenne, Gibert, etc., ont depuis longtemps fait passer la conviction dans presque tous les esprits. Il en est de même des inoculations accidentelles qui ont été observées dans tous les temps, dans tous les pays, par les hommes les plus capables de bien voir et qui n'avaient aucun système à défendre. Tantôt c'est un mari, tantôt c'est la femme qui, n'ayant que des accidents secondaires, donnent cependant la syphilis ; dans d'autres cas c'est un nouveau-né qui infecte sa nourrice ; plus rarement celle-ci qui contamine son nourrisson. On ne compte plus aujourd'hui les cas de cette espèce.

La transmission de la syphilis par l'inoculation du sang est un fait non moins définitivement établi. Ce qu'on savait déjà de l'inoculation par le sang d'un grand nombre de maladies virulentes aurait dû faire pressentir que la syphilis ne pouvait faire exception. J'emprunte à M. Viennois les indications suivantes :

1° *Épizootie.* — Un auteur qui ne s'est pas fait connaître a publié, en 1763, des observations faites à Brunswick sur l'inoculation de cette maladie. On inocule la maladie en introduisant une mèche imbibée de sang contagieux dans une ouverture faite à la veine jugulaire ou dans une incision pratiquée au fanon. Il recommande de réitérer l'inoculation si elle n'a pas réussi une première fois (1).

2° *Clavelée.* — M. Lebel s'y prend de la manière suivante pour inoculer la clavelée : Il fait au bouton une petite incision n'intéressant qu'une faible épaisseur de son tissu. Il s'en écoule du sang d'abord, dont il se sert, tant qu'il est fluide, pour inoculer, puis, bientôt, du sang mêlé à de la sérosité, puis de la sérosité pure. Or, les premières inoculations produisent, aussi sûrement que les deuxièmes et que les dernières, un claveau régulier (2).

3° *Sang de rate.* — Les expériences de M. Rayer démontrent la contagion de la manière la plus évidente. On inocule à un mouton atteint de tournis le sang de la rate d'un mouton qui venait de périr de la maladie.

M. Rayer rappelle que M. Barthélemy, en 1823, avait obtenu le même résultat. Les expériences de MM. Voyer, Mannoury, Boutet (3), Davaine (4), l'ont confirmé.

4° *Morve.* — 1° Injection : Coleman, cité par Delabère-Blaine (5), rendit en trois jours un âne morveux, après avoir injecté dans sa veine jugulaire du sang tiré de la carotide d'un cheval morveux.

M. Renault (6) obtint le même résultat en injectant le sang de la veine jugulaire d'un cheval morveux dans la même veine de deux autres chevaux.

2° Inoculation : Un capitaine étant mort à Alger le douzième jour d'une morve aiguë, M. Guyon prit, à l'autopsie (faite douze heures après la mort), du sang dans les cavités du cœur, et

(1) *Gazette médicale de Paris*, 1852.

(2) *Société centrale de médecine vétérinaire*, 20 novembre 1846.

(3) *Gazette médicale de Paris*, 1850, p. 788.

(4) Davaine, *Comptes rendus de la Société de biologie*, 3e série, t. V, p. 149, et *Mémoires*, 3e série, t. V, p. 19.

(5) *Not. fondam. de l'art vétér.*, t. III, p. 217.

(6) *Bulletin de l'Académie de médecine*. Paris, 1843, t. VIII, p. 668.

inocula ce sang sur un cheval sain : cet animal mourut le dix-septième jour avec tous les symptômes de la morve aiguë (1).

5° *Charbon.* — Les exemples du développement du charbon par suite de l'inoculation du sang sont très-nombreux. Les expériences de M. Delafond ne laissent rien à désirer.

Appelé à étudier une épizootie de fièvre charbonneuse au Risel (Somme), il recueillit, à l'autopsie d'une vache morte sous ses yeux, du sang encore chaud dans des tubes de verre qu'il boucha exactement. Il s'empressa, à son arrivée à Alfort, d'inoculer ce sang à deux chevaux; l'un mourut en soixante heures et l'autre après huit jours.

6° *Rage.* — M. Eckel, directeur de l'Institut vétérinaire de Vienne, inocula, le 13 novembre 1841, à la tête et aux oreilles d'un chien, le sang encore chaud pris sur un goret qui venait de mourir enragé; une seconde inoculation fut faite sur le même animal le 29 janvier 1842 avec le sang d'un homme mort enragé. Le chien devint malade le 1er avril 1842 et offrit tous les symptômes caractéristiques de la rage (2).

Je pourrais citer encore la rougeole et la variole.

Après tout cela, n'était-il pas permis d'affirmer à l'avance que la vérole, la plus virulente de toutes les maladies, devait être inoculable par le sang? Je ne ferai que mentionner les expériences de Waller, de l'anonyme du Palatinat et de M. Gibert, qui, depuis 1850 jusqu'à 1859, l'ont péremptoirement établi, et je vous demanderai la permission de vous donner les détails de celle que nous devons à M. Pellizzari. Mais avant, sachons admirer le courage de ce jeune et intelligent confrère (M. le docteur Bargioni) qui s'est si généreusement dévoué pour la science. Je tiens de lui-même l'histoire de son inoculation. Il est dans cette enceinte au moment où je vous parle, et c'est ce qui m'empêche de pousser plus loin les éloges que je voudrais lui donner.

Le 6 février 1861, M. Pellizzari fit, devant un grand nombre de praticiens, l'inoculation du sang extrait d'une femme syphi-

(1) *Revue médicale*, 1845.

(2) *Recueil de médecine vétérinaire pratique*, t. IV, 3e série.

litique sur les docteurs G. Bargioni et B. Rosi et H. Passigli, chirurgien interne, tous indemnes d'antécédents syphilitiques.

La femme qui fournit le sang était la nommée A. C..., âgée de vingt-cinq ans et enceinte de six mois. Examinée avec soin, elle présentait des papules muqueuses très-confluentes et sécrétant abondamment, aux parties génitales. Une d'elles, située sur la grande lèvre gauche, était plus grande et plus élevée que les autres et avait une base franchement syphilitique. Celle-ci était ou l'ulcère infectant transformé en plaque muqueuse, ou une plaque muqueuse développée sur la cicatrice de l'ulcère primitif. On rencontrait aussi des papules muqueuses au pourtour de l'anus, et des glandes grosses, dures et indolentes aux aines. Il y avait sur le tronc un érythème assez confluent. Les ganglions de la partie postérieure du cou étaient engorgés, et il y avait des pustules acnéiformes sur le cuir chevelu. Aucun traitement antérieur n'avait été fait.

C'est en saignant la veine céphalique du bras droit qu'on se procura du sang. Aucune manifestation éruptive n'existait dans cette région, qui fut d'abord lavée. Le chirurgien, de son côté, se lava soigneusement les mains. Le ruban, la lancette, le vase destiné à recevoir le sang étaient neufs. Le sang à peine extrait, on en imbiba un plumasseau de charpie que l'on appliqua au docteur Bargioni à la région supérieure et externe du bras gauche au niveau de l'insertion du deltoïde, où l'on avait fait trois incisions transversales après avoir enlevé l'épiderme dans l'étendue de 2 centimètres en hauteur sur 1 en largeur.

Vingt-quatre heures après, on enleva la bande qui avait servi à fixer la charpie sur le bras du docteur Bargioni. Il n'y avait rien, si ce n'est une croûte mince et noirâtre due au sang extravasé et desséché. Quatre jours après, toute trace de l'inoculation avait disparu.

Le 3 mars au matin, M. Bargioni vint trouver M. Pellizzari et lui annonça qu'au centre de la surface où avait été inoculé le sang il avait remarqué une petite élevure qui occasionnait un peu de prurit. On trouva, en effet, au point indiqué, une petite papule de forme arrondie et d'une couleur rouge foncé. Pas d'induration à la base, point d'engorgement des ganglions de l'aisselle. On se contenta de recouvrir la papule de linges enduits de cérat, et elle fut vue par M. Pellizzari et plusieurs autres personnes presque tous les jours. Au bout de huit jours elle avait atteint les dimensions d'une pièce de 20 centimes.

Le 11 mars elle était recouverte d'une squame mince argentée et très-adhérente. Deux jours après, cette squame était devenue plus dense, moins adhérente et commençait à se briser au centre.

Le 14, deux glandes mobiles et indolentes, grosses comme une noisette, se sentaient dans l'aisselle.

Le 19, en pressant sur la squame qui recouvre la papule, on fait suinter à la périphérie un peu de sérosité purulente.

Les ganglions axillaires ont augmenté, mais sont toujours indolents. Pas d'induration à la base de la papule.

Le 21, il y a une vraie croûte qui commence à se détacher. Au-dessous on voit une surface ulcérée. La base présente une légère induration.

Le 22, la croûte est enlevée, et l'on met à découvert un ulcère infundibuliforme, à bords résistants, élastiques, représentant très-bien l'induration annulaire. La plaie fournissait peu de pus et était recouverte par une couche comme diphthéritique. Peu de douleur, pansement avec de la charpie sèche.

Le 26, l'ulcère s'est étendu ; il offre les dimensions d'une pièce de 50 centimes. Il sécrète davantage. L'induration est beaucoup plus marquée. Même traitement.

Quoique déjà édifié, le docteur Bargioni est bien décidé à attendre les manifestations générales avant de commencer un traitement interne.

Rien de nouveau jusqu'au 4 avril. Alors, légère céphalée nocturne qui dure deux ou trois jours. Engorgements ganglionnaires à la partie postérieure du cou. Le 12, taches rosées de forme irrégulière sans malaise sur presque tout le corps, mais surtout sur les côtés du thorax et aux hypochondres ; ganglions cervicaux plus développés. Les jours suivants l'érythème devient plus confluent de manière à ne pas laisser de doute sur sa nature syphilitique. Il dure plus de huit jours en laissant l'état général excellent.

Le 20, même état de l'ulcère, aucune tendance à la cicatrisation. Le 22, l'érythème prend une teinte cuivrée; des papules lenticulaires ont apparu. L'ulcère est devenu sanguinolent; il entre dans la période de réparation.

C'est alors que M. Bargioni se soumet à un traitement mercuriel, et je suis heureux d'ajouter qu'aujourd'hui il paraît complétement guéri de la maladie qu'il s'était volontairement inoculée.

Quant à ses deux courageux compagnons, ils furent aussi suivis avec soin par M. Pellizzari; mais l'inoculation, chez eux, resta sans résultat.

Laissons à M. Ricord le soin de s'étonner de ce qu'on n'ait obtenu qu'un succès sur trois expériences. Quant à moi, quand nous n'aurions que cette seule observation, je déclare avec M. Cullerier que la contagiosité du sang syphilitique est irréfutable.

Ces divers points une fois bien établis, je reviens à la syphilis vaccinale, qui est le corollaire forcé de l'inoculation par le sang. On sait déjà que dans mon rapport je ne m'étais pas contenté de cette démonstration, qui a cependant bien sa valeur, et que j'avais cherché dans les faits directs une base encore plus solide pour asseoir mes convictions. J'en avais réuni quatorze, et je disais que j'en connaissais encore plusieurs autres que je croyais inutile de rapporter, la démonstration me paraissant complète et ne voulant pas dès lors allonger inutilement mon travail. J'ignore pour quel motif mon contradicteur n'a cru devoir s'occuper que de quatre ou cinq. Serait-ce parce qu'il n'avait rien à objecter à ceux dont il n'a pas parlé? Cela m'étonnerait, sachant qu'il a à son service un système commode de démolition devant lequel aucune observation ne saurait résister s'il se généralisait.

Il vous a d'abord parlé du fait de Cerioli, que je disais cité partout et, par conséquent, connu de tout le monde. La seule critique qu'il ait trouvé opportun de lui adresser est la suivante : je n'ai pas donné la date de sa publication. Je me confesse de ce *tort grave*, mais je me demande en quoi cela a pu diminuer la valeur de l'observation. Je me demande surtout pourquoi il a complètement passé sous silence une deuxième observation du même Cerioli, observation dont j'avais pourtant bien précisé l'acte de naissance, car j'avais eu soin de dire qu'elle était déjà signalée dans le mémoire de M. Lepileur, dont la date est antérieure au travail de M. Viennois, qui la relate aussi, la tenant directement de l'auteur. Que lui manquait-il donc pour qu'on l'ait dédaignée? Est-ce qu'il n'est pas bien constaté que le vaccinifère était né de *parents syphilitiques*?... Est-ce que le nombre des contaminés n'est pas assez considérable? Il s'élève cependant à soixante-quatre. N'oublions pas en outre que sur ce nombre huit enfants et deux femmes succombèrent.

Je ne reviendrai pas sur l'observation de M. Trousseau, lui-même vous en a exposé tous les détails. Lui, qui a tout vu et tout fait depuis le commencement jusqu'à la fin, il est venu ici vous déclarer qu'aucun doute n'était possible, que la syphilis avait bien été inoculée à sa malade pendant l'acte de la revaccination; vous l'avez entendu combattre, comme il convenait de l'être, ce système malheureux de dénégations perpétuelles et, plaçant la vérité au-dessous de l'amitié, s'efforcer de faire comprendre à M. Ricord qu'il s'égarait. Non, lui a-t-il dit, l'*empreinte deltoïdienne* n'est pas *une place* pour la syphilis ordinaire! Qu'il me soit permis d'ajouter qu'elle est, au contraire, la *place toute naturelle* pour la syphilis vaccinale. Du reste, depuis 1862, les idées de mon contradicteur se sont sensiblement modifiées à propos de la valeur de ce fait, car dans son dernier discours il nous apprend que maintenant il le considère comme *un cas probable* et *même très-probable* de contagion vaccinale. L'*immense* point d'interrogation est devenu un point d'interrogation *ordinaire*.

Quant aux deux observations de M. Lecocq, comme elles défiaient par leur précision l'application du système habituel, il a bien fallu changer ses batteries, et l'on a cherché à les saper en s'en prenant à la durée de l'incubation qu'on trouve beaucoup trop courte. Je demande à rectifier tout d'abord une erreur commise par M. Ricord. Ce n'est pas au bout de *quatre* jours, comme il l'a dit, mais bien au bout de *huit*, que fut constatée pour la première fois la lésion locale dans les deux cas. Mais, d'ailleurs, est-ce que, sérieusement, il attribuerait une grande importance à une incubation un peu plus longue ou un peu plus courte? Nous pouvons bien donner la moyenne et les extrêmes des cas connus, mais rien n'est définitivement fixé à cet égard ; tout ce que nous savons, c'est que, d'une manière générale, la syphilis transmise par le produit des accidents secondaires ou par le sang a une incubation plus longue que celle qui a pour point de départ l'inoculation du chancre. Les deux observations de M. Lecocq restent donc avec toute leur valeur et parmi les plus concluantes.

Parlerai-je encore des faits de Rivalta qui ont été tant discutés, tant commentés, et qui aujourd'hui ne doivent plus laisser de doute dans l'esprit. En 1862, M. Ricord, les ayant examinés dans l'une des leçons qu'il fit à l'amphithéâtre de l'Hôtel-Dieu, s'exprimait ainsi sur leur compte : « L'histoire de Cerioli n'est pas la seule qui ait été publiée sur la transmission de la vérole par la vaccine. Récemment on a signalé une autre épidémie arrivée à Rivalta : son récit ne m'a pas moins *révolté* que celui de Cerioli. » Après ce jeu de mots, notre collègue s'était persuadé qu'il n'y avait plus rien à dire, et ne doutait pas que son arrêt ne fût accepté par tout le monde. Depuis ce temps, il a dû singulièrement le modifier, et vous l'avez entendu, à cette tribune, vous dire que l'observation de Rivalta était un cas *très-probable* de syphilis vaccinale. Que s'est-il donc passé, depuis 1862, pour qu'une observation qui le révoltait à cette époque, soit devenue tout à coup un fait ayant une grande valeur? On a su, d'une manière positive, que Chiabura, le premier vaccinifère, était bien positivement syphilitique, et que deux ou trois mois avant sa vaccination à lui, il avait été infecté par le sein d'une nourrice.

Est-ce que tout cela ne devrait pas lui faire comprendre tout ce qu'il y a de défectueux dans sa manière de disséquer les faits? Il constatera, j'espère, qu'un rapprochement judicieux des observations est infiniment préférable, car sa méthode l'a conduit à une erreur qu'il a fallu rétracter, tandis que mon système *d'assistance mutuelle* m'avait permis de voir la vérité; j'ose espérer que désormais il ne plaisantera plus sur ce point.

Mais puisque aujourd'hui M. Ricord est disposé à accueillir avec quelques égards les observations qu'on lui présente, je me hasarderai à lui en faire connaître de nouvelles qui aideront peut-être à lui faire faire un pas de plus. Il verra dans mon insistance le désir que j'ai de le rattacher définitivement à la cause que je défends et tout le prix que j'attache à son assentiment.

En voici deux qui méritent d'être rapprochées, quoiqu'elles soient éloignées par leurs dates : je les intitule observations *à coups doubles*, parce qu'elles fournissent une double démonstration et que leur valeur s'en trouve ainsi singulièrement accrue.

La première remonte à 1849. Elle a été publiée par M. Viani dans la *Gazetta medica lombarda* et reproduite dans la *Gazette médicale* de Paris de la même année. Madame N. N... accoucha, en Italie, en 1838, et allaita son enfant. Au bout de quelque temps, il lui vint des ulcérations au mamelon, et bien qu'elle en ignorât la nature syphilitique, elle fut obligée de confier son enfant à une nourrice étrangère. Celle-ci présenta bientôt des symptômes évidents de syphilis. Il en fut de même d'une seconde et d'une troisième femme qu'on avait successivement chargées d'élever cet enfant. La dernière donnait quelquefois à teter à un autre nourrisson. Celui-ci contracta bientôt à la bouche des ulcères qui s'étendirent et le firent périr en peu de temps.

Confié à la garde de deux de ses oncles qui l'entourèrent de soins, l'enfant de madame N. N... finit par ne plus présenter d'autres symptômes morbides qu'une ophthalmie. On le vaccina à ce moment. Comme la variole régnait alors, un oncle et une tante de cet enfant, âgés l'un de vingt-huit ans, l'autre de vingt-trois ans, voulurent être revaccinés avec du virus fourni par leur neveu, dont M. Viani ignorait alors complétement les antécédents. Les choses marchèrent d'abord chez les vaccinés comme d'ordinaire; mais après la dessiccation des pustules, il se forma une croûte dure, entourée d'une aréole d'un jaune rougeâtre et différente des croûtes vaccinales. L'oncle fut bientôt couvert de croûtes sur tout le corps; il survint plus tard des exostoses, des douleurs ostéocopes et quelques ulcères sur d'autres parties. Il fut plus de cinq ans avant de se débarrasser de cette maladie.

La tante, de son côté, présenta des phénomènes secondaires graves, et sa guérison fut aussi longue à obtenir que dans le cas précédent.

La seconde observation, non moins intéressante, appartient à M. le docteur Rodet (1). Elle est intitulée : « Syphilis vaccinale communiquée par un enfant qui donna aussi la syphilis à sa nourrice. »

En voici un résumé fidèle : Le 25 août 1855, une femme de Solaise, allaitant un enfant de cinq mois, consulta M. Rodet; elle fut vue en même temps par MM. Bouchacourt, Rollet et Vallette. L'enfant était né sain en apparence, mais quinze jours après parut une éruption qui existait encore au moment où il fut examiné.

Il fut trouvé petit, décrépit, cachectique; papules muqueuses excoriées sur les fesses, près de l'anus, et sur le scrotum; fissure sur la commissure gauche des lèvres; cicatrice sur la lèvre inférieure; abcès sous-cutanés dans plusieurs régions.

La nourrice portait à la base du mamelon gauche un ulcère de l'étendue d'une pièce de 1 franc, placé sur une base élevée demi-résistante, ayant l'aspect d'une large plaque muqueuse, indolent et suppurant peu; deux ganglions indolents dans l'aisselle du même côté, gros comme une amande; un abcès non spécifique dans le sein droit.

Le mari et l'enfant de cette femme, qui avait quatorze mois, furent examinés avec le plus grand soin. Ils étaient sains.

(1) *Gazette médicale de Lyon*, 16 janvier 1865.

Trois ou quatre jours après, M. Rodet reçut la visite d'une femme qui lui présenta une petite fille atteinte de syphilis parfaitement caractérisée : plaques muqueuses à la commissure labiale gauche, sur les lèvres, à la vulve, etc.

La mère, parfaitement saine, raconta que sa fille avait été vaccinée, quatre mois auparavant, avec du vaccin pris sur l'enfant syphilitique dont il a été parlé plus haut, lequel avait alors un mois.

Le vaccin prit aux deux bras, mais sur le bras droit une pustule s'ulcéra et suppura longtemps. M. Rodet constata sur ce bras une cicatrice de l'étendue d'une pièce de 50 centimes un peu élevée, avec induration qui commençait à se ramollir.

On trouve dans le journal l'*Imparziale de Florence* (n° 5, 1862) les deux observations suivantes, qui sont dues à M. le docteur Marone (de Lupara) :

Premier fait. — A la fin d'octobre 1856, M. Marone fit venir de Campobasso du vaccin dans des tubes; il était transparent, mais mêlé à un peu de sang.

Un grand nombre d'enfants furent vaccinés, et parmi eux vingt-trois furent atteints de syphilis. Le nom et l'âge de ces enfants est indiqué ; ils avaient de cinq à dix mois. Tous ces enfants, ainsi que leurs parents, étaient sains au moment de la vaccination.

L'éruption vaccinale se fit régulièrement jusqu'à la période de dessication. Mais alors on vit la croûte desséchée se ramollir de nouveau, puis tomber, et à la place on trouvait une ulcération à base indurée.

Chez d'autres la croûte desséchée restait adhérente plus que d'habitude et finissait cependant par tomber. Au bout de quelques jours, la cicatrice s'ouvrait, et une plaie ayant tous les caractères du chancre induré se produisait, durait un mois, un mois et demi. Chez tous il y eut aux aisselles des ganglions engorgés, indolents et qui ne suppurèrent pas.

Chez tous aussi on vit apparaître, vers le milieu de janvier, les accidents généraux de la syphilis : roséole, papules, pemphigus, plaques muqueuses aux lèvres, à la bouche, à l'anus et aux parties génitales, engorgement des ganglions inguinaux et cervicaux.

Les nourrices furent infectées à leur tour (chancres indurés aux seins). Plus tard, après cinq à huit semaines, elles eurent aussi des phénomènes généraux : roséole, psoriasis, impétigo, plaques muqueuses, etc., etc.

A leur tour les mères infectèrent les pères.

M. Marone a su depuis que le vaccin envoyé de Campobasso avait été fourni par une petite fille qui mourut, quelque temps après sa vaccination, d'une affection éruptive, dont le caractère, toutefois, n'a pas été parfaitement déterminé.

Deuxième fait. — Filomena Littorti, une des vingt-trois enfants infectés dont il est parlé dans la précédente observation, servit à de nouvelles vaccinations. Onze enfants furent contaminés. Comme dans les autres cas, accident primitif caractéristique, puis phénomènes consécutifs.

Mères contaminées à leur tour et, par celles-ci, d'autres personnes encore.

La maladie ayant été tardivement reconnue, un traitement spécifique fut institué, ce qui n'empêcha pas plusieurs enfants de succomber.

Onze nourrices, infectées par les enfants vaccinés, infectèrent à leur tour d'autres enfants non vaccinés, à qui elles donnèrent accidentellement le sein.

Plusieurs des femmes contaminées, étant devenues enceintes, accouchèrent, à terme ou avant terme, d'enfants morts ou vivants, portant *toujours des traces de syphilis congénitale.*

M. Marone ajoute qu'avant 1856 il n'avait pas observé des cas de syphilis chez les paysans de Lupara. Il avoue, en outre, que, quoique recueillis en 1856, il n'avait pas osé publier ces faits, parce qu'on l'accusait publiquement des malheurs que nous venons de raconter, et que, d'un autre côté, il craignait, en les divulgant, de nuire à la vaccine. La publication des faits de Rivalta lui avait fait comprendre qu'il était temps de ne plus garder le silence.

Ai-je besoin de faire remarquer que de pareils sentiments ont dû exercer la même influence sur beaucoup d'autres esprits, et que, pour ce motif, un certain nombre de faits de même nature ne recevront jamais de publicité; j'ajoute que d'autres ont dû passer inaperçus, la véritable nature des lésions n'ayant pas été soupçonnée.

Un médecin distingué de Florence, et bien connu par ses études spéciales, M. le docteur Galligo (1), a consigné le fait suivant dans un mémoire intitulé *Sur quelques questions de syphilographie* (1).

« Dernièrement on a remarqué, dans les environs de Florence (à la Rufina), la *transmission de la syphilis consécutive* chez quatorze enfants vaccinés avec le virus vaccin d'un enfant qui, tout en ayant l'apparence d'une santé parfaite, était (d'après les informations reçues) issu de parents qui, peu de temps auparavant, avaient été atteints de graves phénomènes consécutifs.

» Quelques-uns de ces enfants avaient été traités par les docteurs Forti et Consortini, et l'un de ceux-ci, qui appartenait à une des familles les plus distinguées de la ville, subit sous ma direction, à Florence, un traitement mercuriel qui amena la guérison. »

Mais ce n'est pas tout, il me reste encore à appeler l'attention de l'Académie sur deux observations dont la portée, à mon avis, est immense, et c'est en les étudiant que mes contradicteurs auraient pu se convaincre de l'utilité que l'on trouve à savoir rapprocher les faits et à tirer de ce rapprochement les conséquences qui en découlent. Je fais allusion à l'observation de M. Hérard et à celle de M. Chassaignac. J'ai reproduit la dernière *in extenso*, dans mon rapport. Quant à la première, j'ai dû me contenter, pour ne pas faire double emploi, d'une simple indication, renvoyant au *Bulletin de l'Académie* (2) qui la renferme. Que l'on me permette de les rappeler ici très-brièvement.

Observation de M. Hérard. — Un enfant de vingt-cinq mois,

(1) *Gazette hebdomadaire de Paris*, 1860.
(2) *Bull. de l'Acad. de méd.* Paris, t. XXVIII, p. 1189.

d'une santé parfaite, est vacciné *le* 27 *juin* 1863 *à la mairie de Montmartre.*

Trois semaines après, la vaccine ayant marché régulièrement et des cicatrices normales étant déjà formées, on voit apparaître, sur une cicatrice de chaque bras, un bouton dur, se recouvrant de croûtes. En même temps l'état général devient mauvais, et un peu plus tard apparaissent des phénomènes généraux qui ne laissent aucun doute sur la nature syphilitique de l'affection.

Observation de M. Chassaignac. — Un enfant de deux ans, dont la santé ne laissait rien à désirer, est également vacciné *à la mairie de Montmartre, le* 27 *juin* 1863. Pustules vaccinales régulières. Cicatrices complètes le quinzième jour.

Quelques jours après, trois ulcérations à la place des cicatrices (2 à droite, 1 à gauche).

Le 26 août, ces ulcérations sont larges comme une pièce de 50 centimes; leur base s'indure, les ganglions s'engorgent, puis apparaissent les accidents consécutifs caractéristiques.

Est-il possible de trouver quelque chose de plus saisissant? Et quoique, ici, le certificat d'origine de la syphilis nous fasse défaut, n'y a-t-il pas dans le certificat collectif de son double dépôt une démonstration irrécusable? Et puis, en réunissant en un seul faisceau toutes ces observations, dont les unes sont complètes, dont les autres laissent quelque chose à désirer, ne trouve t-on pas dans la succession régulière, et toujours la même des phénomènes morbides, de quoi contenter les esprits les plus difficiles? Chancre au point d'inoculation du vaccin, et un peu plus tard invasion des phénomènes secondaires avec toutes les variétés les plus caractéristiques. Et qu'importe que l'on n'ait pas toujours constaté l'état syphilitique du vaccinifère? Qu'importent les variations de l'incubation qui n'a rien d'absolu dans aucune des maladies virulentes, et que tant de causes étrangères au virus peuvent faire varier?

La question de l'inoculation du produit des accidents secondaires et du sang, et, par conséquent, la question de la syphilis vaccinale, n'en trouvent pas moins dans plusieurs des faits pris isolément, aussi bien que dans ce qui ressort de leur ensemble, une démonstration rigoureuse.

On a beau dépenser beaucoup d'esprit, appeler à son secours toutes les ressources d'une imagination féconde, on pourra retarder la manifestation de la vérité, on ne l'empêchera pas de se faire jour. A chaque nouvelle occasion, depuis vingt-cinq ans, nous voyons se reproduire une série d'arguments qui sont passablement usés aujourd'hui et qu'il serait bien temps de mettre de côté.

On nous parle sans cesse du chancre transformé en plaque muqueuse, et l'on voudrait faire croire que c'est là ce qui explique l'inoculation des accidents secondaires, comme si les hommes dont nous avons rapporté les expériences n'étaient pas en état de distinguer, et comme si, d'ailleurs, beaucoup d'observations ne démontraient pas qu'une pareille erreur n'avait pu être commise.

Dans d'autres cas, quand on ne peut faire planer aucun soupçon sur la nature de l'accident, on fait intervenir un tiers, et nous savons tous quelle prodigieuse consommation a été faite, pour le besoin de ces mauvaises causes, de commis de nouveautés, d'officiers de cavalerie et même de simples soldats. Il est temps de laisser en paix ces prétendus perturbateurs du repos conjugal.

Tantôt on s'en prend à la vertu des femmes à laquelle on ne croit guère ; tantôt on suspecte la lancette qui a servi à l'inoculation. On a même été jusqu'à incriminer la main qui la faisait agir.

Tout cela n'est pas sérieux. On pourra faire sourire un auditoire comme celui qui nous écoute, mais on ne le convaincra pas avec de pareils arguments.

Notre savant collègue nous répète depuis quelques années qu'il n'a jamais nié la *possibilité* de l'inoculation des accidents secondaires. Je crois avoir démontré, par des citations extraites de ses ouvrages, que sa mémoire lui fait défaut. Cette concession, qui n'en est pas une, est d'une date assez récente ; mais aujourd'hui, comme autrefois, il ne trouve, dans aucune des observations à l'aide desquelles on cherche à lui faire faire un pas de plus, les éléments nécessaires pour entraîner une conviction définitive.

J'ai hâte d'arriver aux critiques qui ont été adressées à la seconde partie de mon rapport, à celle que j'ai consacrée à l'étude des moyens prophylactiques. C'est sur ce terrain que MM. Ricord et Blot ont concentré tous leurs efforts. Toutefois, ils se sont séparés sur une question préliminaire d'un grand intérêt, et il m'a été très-agréable de voir le premier de mes deux contradicteurs donner à ce que j'avais dit l'appui de son assentiment. Non, il n'est pas encore démontré qu'il faille faire saigner la pustule pour que l'on soit exposé à inoculer le virus syphilitique! Non, on ne peut pas être dans une sécurité absolue, parce qu'en ouvrant le bouton vaccinal on n'aura fait couler qu'une lymphe transparente et dépourvue de la matière colorante du sang! Je l'ai dit de mon côté, c'est une question à l'étude, mais en attendant, la prudence exige que l'on ne néglige aucune précaution pour éviter de prendre du sang.

En répondant à M. Blot, je crois avoir bien établi qu'il n'était jamais entré dans ma pensée que les précautions que je conseillais dussent nous donner une sécurité *absolue*. Malheureusement j'ai dû être beaucoup plus modeste, et il suffit de lire mon rapport pour voir que je ne suis pas sorti de mon rôle. Si M. Ricord maintient qu'il n'y a aucun avantage à consulter la santé des parents des vaccinifères, je ne saurais être de son avis; s'il a simplement voulu dire que cela ne servira pas toujours, il est inutile de discuter plus longtemps sur ce point, nous sommes d'accord. Tout le monde sait qu'il est parfois impossible d'être exactement renseigné sur ce point, mais il n'en est pas toujours ainsi, et la preuve s'en trouve dans plusieurs des observations qui ont servi de base à mon travail.

N'a-t-il pas remarqué que dans le deuxième fait de Cerioli, relatif à l'enfant de P. C..., des environs de Crémone, il a été parfaitement constaté que celui-ci était né de parents syphilitiques?

Il a donc oublié que le vaccin qui servit à vacciner les quatorze enfants de la Rufina, dans l'observation du docteur Galligo, venait d'un enfant dont les parents avaient été atteints de graves accidents syphilitiques consécutifs ?

Mais l'observation de M. Sébastian (de Béziers) n'est-elle pas encore plus concluante? Une femme se présente chez notre confrère avec deux de ses amies qui veulent être revaccinées avec du vaccin pris sur son enfant. On sait ce qui arriva à l'une de ces dernières. Voulant savoir à quoi s'en tenir, M. Sébastian se transporta chez le vaccinifère, et là il constata, non-seulement que son corps était couvert de papules syphilitiques, mais que le père, qui avait été soldat, avait eu un chancre induré et qu'il présentait lui-même de nombreuses traces de syphilis constitutionnelle.

Est-ce assez clair? Si avant de prendre du vaccin on s'était informé de la santé des parents, comme on le fit malheureusement trop tard, n'aurait-on pas obtenu les mêmes renseignements et n'aurait-on pas de la sorte évité les malheurs que l'on eut à déplorer? La précaution que j'ai recommandée n'est donc pas aussi inutile que l'on veut bien le dire.

En parlant du choix des vaccinifères, j'ai conseillé deux choses : 1° les examiner d'une manière complète et prendre des renseignements sur leur compte ; 2° ne s'adresser qu'à ceux qui ont dépassé le deuxième ou le troisième mois. Mais il paraît que j'ai perdu mon temps, mes deux contradicteurs ont traité d'illusoires ces deux moyens prophylactiques. Ils ont même été jusqu'à les signaler comme dangereux. Voyons donc qui de nous a un bandeau devant les yeux. Quoi! vous ne comprenez pas que l'examen sérieux du vaccinifère et les renseignements pris sur ses antécédents pourront, dans quelques cas, vous arrêter sur le bord du précipice? Vous ne vous êtes donc pas donné la peine de lire et de méditer les observations que j'ai pris soin de faire passer sous vos yeux ? S'il est vrai que Chiabrera paraissait sain au moment de la naissance, n'a-t-on pas appris depuis qu'il avait été infecté deux ou trois mois avant sa vaccination ? Et n'aurait-il pas été possible de savoir, avant de lui emprunter du vaccin, ce que l'on a su tardivement, parce qu'on ne l'avait pas demandé?

Est-ce que les antécédents de l'enfant dont a parlé M. Viani, s'ils eussent été connus, ne lui eussent pas fait refuser de prendre de son vaccin? N'en aurait-il pas été de même pour les observations de MM. Marone, Lecocq, Sébastian, Rodet? Dans une lettre que m'a écrite M. Hérard à propos du cas qu'il nous a communiqué, il a ajouté le renseignement suivant: « L'enfant qui avait servi à vacciner n'avait pas bonne apparence. La mère de l'enfant, qui fut infecté, m'a dit que cette circonstance l'avait déterminée à remettre à huitaine la vaccination d'une autre fille qu'elle avait emmenée avec elle. »

Je ne m'étendrai pas davantage sur ce point, la question est jugée : qu'on nous dise qu'il n'est pas toujours possible d'arriver à un résultat, que par ignorance ou parce qu'on a intérêt à cacher la vérité, on nous renseignera parfois de manière à nous tromper. Je n'ai jamais dit le contraire. Mais restreignez autant que vous le voudrez le nombre des cas dans lesquels vous pourrez être complétement éclairés ; n'y en eût-il qu'un, cela suffirait pour justifier ma recommandation.

En conseillant de ne prendre le vaccin, autant que possible, que sur des enfants de deux ou trois mois, je pouvais espérer que M. Ricord, trouvant dans ce fait une sorte de confirmation d'une de ses lois d'autrefois, s'empresserait d'applaudir. Encore une illusion perdue. Dans son désir de tout combattre, il ne veut accorder aucune valeur à cette nouvelle garantie. Nous allons voir encore ici qui de nous es dans le vrai. Mais d'abord reprenons bien nos positions, car je n'accepterai jamais que l'on me prête, pour les combattre, des opinions qui ne sont pas les miennes. Ainsi, où donc mon collègue a-t-il vu que j'avais cru que « les enfants nés de parents syphilitiques apportaient *toujours* sur eux, en naissant, le certificat d'infection de leurs père et mère »? Et puisqu'il n'en est rien, pourquoi me féliciter d'avoir fait un progrès en reculant à deux ou trois mois la possibilité des manifestations héréditaires? Non, je ne puis accepter de pareils éloges, car voici, sur ce point, mon opinion qui n'a jamais varié depuis que mon expérience personnelle m'a permis d'en avoir une, et il y a maintenant quelque vingt ans.

Il n'y a pas longtemps que, répondant à une assertion de M. Ricord sur cette question, je lui disais à cette tribune : Votre loi d'évolution de la syphilis congénitale fait partie d'un système de législation que vous avez inventé pour l'appliquer à l'étude de la syphilis en général ; mais elle n'a résisté ni au raisonnement, ni à l'observation de tous les jours ; et j'ajoutais et je répète aujourd'hui, avec une conviction profonde, que les enfants issus de parents syphilitiques portent le plus souvent, au moment de la naissance les traces de la syphilis congénitale, et en disant cela je tenais compte, bien entendu, des manifestations cutanées et des lésions viscérales. Cela ne m'empêche pas de reconnaître qu'il y a des cas, beaucoup moins nombreux, dans lesquels la syphilis latente, au moment de la naissance, peut se traduire par des signes extérieurs, quelques jours, quelques semaines, quelques mois et même quelques années après ; seulement j'admets, avec tout le monde et avec toutes les statistiques, que plus on s'éloigne de la naissance et moins on a de chances de rencontrer un enfant vérolé. J'ai emprunté à M. Diday un document de ce genre qui confirme cette dernière proposition, et c'est pour cela que j'ai pu, non sans quelque raison, recommander de ne recueillir du vaccin que sur des enfants qui auraient dépassé le deuxième ou le troisième mois. Libre à MM. Ricord et Blot de refuser à cette précaution, comme aux autres, toute espèce davantage ; j'ai la ferme conviction qu'ils seront seuls de leur opinion.

Enfin restait un dernier moyen qui séduit de prime abord et qui semble nous promettre une sécurité complète : je veux parler de la vaccination animale et par la vache en particulier, car je crois que, dès à présent, il faut renoncer à se servir directement du *horse-pox*, le cheval étant sujet à une maladie des plus graves qui s'inocule si fatalement à l'homme : j'ai nommé la morve.

Mais en nous adressant exclusivement à l'espèce bovine, verrons-nous du moins toutes nos inquiétudes disparaître? Et en fuyant un danger, ne tomberons-nous pas dans un autre? Je m'étais déjà adressé cette question dans mon rapport, et j'avais pensé qu'il y avait là un sujet d'étude important, pour lequel il fallait faire appel aux lumières de la médecine vétérinaire. Le charbon, qui paraît être à peu près la seule affection que l'on pût redouter, est-il une maladie commune? Attaque-t-il les animaux dans les premiers mois de leur existence? N'est-il pas facile à reconnaître? Et ne conduit-il pas si rapidement à la mort, qu'il deviendrait impossible d'être induit en erreur?

Viennent ensuite les difficultés de la généralisation de la méthode :

Il est certainement possible d'en entrevoir quelques-unes. Mais, comme je l'ai déjà dit, il n'est peut-être pas impossible de les surmonter.

La méthode napolitaine, qui consiste à enlever une pustule avec la portion du derme qui la supporte, n'est pas aussi commode que l'on pourrait le désirer. On ne sait pas encore pendant combien de temps une pustule ainsi détachée conserve du virus apte à l'inoculation. Pourra-t-on la faire voyager pour en faire parvenir partout où cela sera nécessaire? Dans quelles conditions faudra-t-il la placer? Ne pourrait-on pas se contenter d'ouvrir les pustules des génisses, comme on ouvre celles des enfants? Toutes ces questions et beaucoup d'autres ont besoin d'être étudiées : en ce qui me concerne, je m'en occupe sérieusement; M. le docteur Lanoix met tous les mardis une ou deux génisses à ma disposition. Je fais des expériences comparatives, et quand je me croirai suffisamment instruit sur toutes ces choses, je ne manquerai pas d'en informer l'Académie. Dès à présent, je crois avoir remarqué que l'évolution de la pustule est plus rapide sur la vache que dans l'espèce humaine, et c'est du quatrième au cinquième jour qu'il convient d'y puiser. D'un autre côté, il m'a semblé qu'elle fournissait beaucoup moins de liquide vaccinal et qu'il ne serait pas aussi facile de faire des provisions soit sur des plaques, soit surtout dans des tubes.

Les vaccinations se pratiquant le plus habituellement de bras à bras, il n'est pas étonnant dès lors que toutes les observations de syphilis vaccinale se rapportent à des cas où l'on a opéré de la sorte. Aussi j'ai déjà dit, et je répète que je ne comprends pas pourquoi du liquide vaccinal conservé dans des tubes, exposerait moins que celui que l'on puiserait dans la pustule au moment de l'opération. Le virus syphilitique peut se conserver un certain temps, cela est incontestable. Perd-il plus vite son activité que le virus vaccin? nous n'en savons rien. J'attendrai donc que MM. Viennois et Diday nous aient fait connaître les raisons sur lesquelles ils s'appuyent, pour donner la préférence au vaccin conservé dans des tubes, et qu'ils nous aient dit combien de temps il doit y avoir séjourné pour que l'on ait la certitude de n'inoculer que lui, en admettant, qu'à l'origine, il fût mélangé à du virus syphilitique.

Qu'il me soit permis, en terminant, d'exprimer la surprise que m'a causée la lecture d'un travail dont M. Diday a commencé la publication (1).

Il s'y montre tellement contagionniste, qu'il se demande très-sérieusement si la syphilis ne peut pas se transmettre par la piqûre de la puce, de la punaise et des moustiques.

Il n'est pas très-éloigné d'admettre que les *animalcules spermatiques*, qui vivent quelque temps dans le vagin, puissent être l'agent de cette inoculation directe à la femme, celle par la fécondation étant mise de côté, bien entendu. Il soupçonne très-gravement l'*Acarus scabiei* d'avoir colporté la vérole dans une observation qu'il rapporte tout au long. Il est vrai que la femme à laquelle appartenaient ces animaux syphilifères avait les manifestations les plus évidentes d'une syphilis secondaire, et que les rapports intimes qu'elle eut avec l'homme qu'elle contamina, expliquent très-bien que si elle lui donna des *Acarus*, elle put aussi lui donner *autre chose*.

(1) *Gazette médicale de Lyon*, février 1865.

M. Ricord conviendra que l'on n'est jamais trahi que par les siens!

Je m'arrête ici, messieurs, et je résume, dans les propositions suivantes, les points principaux de mon argumentation :

1° Je crois avoir établi, par les faits consignés dans mon rapport et par ceux que je viens d'y ajouter, que la transmission de la syphilis par la vaccination ne saurait être plus longtemps méconnue.

2° La démonstration clinique et expérimentale de la transmission de la syphilis par le sang et par le produit des accidents secondaires faisait pressentir ce fâcheux résultat.

3° Quoique tous les faits de syphilis vaccinale ne soient pas connus, je suis heureux de proclamer hautement qu'ils constituent des exceptions infiniment rares.

4° On les rendra plus rares encore en entourant la vaccination des plus minutieuses précautions, dont on a eu le tort de se départir souvent, en se fiant à des doctrines syphilitiques ou vaccinales erronées.

5° C'est à l'Académie, à qui a été confié le soin de veiller sur tout ce qui touche à l'immortelle découverte de Jenner, qu'incombe le devoir de proposer toutes mesures qui, en diminuant le danger, feront cesser les inquiétudes légitimes qui de l'esprit des médecins ne tarderaient pas à passer, en s'exagérant, dans celui des populations.

6° Il ne faut jamais reculer devant la démonstration d'une vérité scientifique : si elle a ses inconvénients, elle tient l'esprit en éveil et permet de chercher le remède au mal qu'elle signale.

7° Ce qui est dangereux surtout, même au point de vue de la responsabilité médicale, c'est de fermer les yeux à la lumière et de ne pas vouloir aller au fond des questions, sous prétexte que cela pourrait apporter quelque perturbation dans les idées reçues.

8° Rien n'est parfait dans ce monde ; mais lorsqu'un médecin aura, en pratiquant la vaccination, pris toutes les précautions qui sont indiquées dans l'état actuel de la science, sa conscience pourra être tranquille; si des juges mal informés, et par cela même incompétents, le condamnaient, il serait absous par la science et par le corps médical tout entier.

9° Même avec ses imperfections, la vaccine n'a pas cessé d'être une des plus grandes découvertes dont se soit enrichie la médecine, et il convient, comme par le passé, d'en encourager la propagation.

10° La question de la vaccination animale mérite d'être examinée avec soin; on trouvera peut-être dans cette méthode déjà ancienne, mais qui ne s'est pas encore généralisée, le moyen de rendre à l'inoculation du vaccin toute la sécurité dont elle a besoin.

11° Dans tous les cas, je crois qu'il est du devoir de l'Académie de faire connaître à M. le ministre, qui les attend, les résultats de cette discussion, et pour cela je pense qu'il sera convenable de lui transmettre toutes les opinions qui se seront produites dans cette enceinte, sur la question de la syphilis vaccinale.

Communication de M. Depaul.

Séance du 14 mars 1865.

Messieurs, j'avais pris la résolution de ne plus prendre la parole dans cette discussion; il me semblait que tout ce qui pouvait éclairer la question en litige avait été dit et redit à cette tribune. Cependant après mûre réflexion, j'ai pensé que je devais défendre jusqu'au bout une cause que, plus que jamais, je crois être celle de la vérité, et réfuter certaines assertions étranges qui ont été émises par quelques nouveaux orateurs; mais je n'ai pas l'intention d'abuser des instants de l'Académie, et je serai aussi bref que possible.

Je n'ai rien à dire à mes savants collègues MM. Devergie et Bouvier. Tous les deux me sont venus en aide : comme moi, comme M. Trousseau, ils regardent la syphilis vaccinale comme surabondamment démontrée, et l'un d'eux vous a fait remarquer que ce fait capital, qui à l'origine de ces débats avait rencontré tant d'incrédules, était aujourd'hui presque universellement reconnu parmi nous. Permettez-moi d'ajouter que ce n'est pas seulement au sein de l'Académie qu'un pareil changement s'est opéré, car si j'en crois tout ce qui m'a été dit ou écrit par un grand nombre de médecins français et étrangers, l'opinion générale ne s'est pas moins modifiée en dehors de cette enceinte. Le résultat obtenu a dépassé mes espérances, car je ne m'étais pas dissimulé les obstacles de toute nature que je rencontrerais. On ne détruit pas facilement des convictions qu'on croit pouvoir faire reposer sur une expérience de plus de soixante ans, alors surtout que ces convictions nous laissaient dans une sécurité si complète à l'égard d'une méthode prophylactique qui s'applique sur une si large échelle dans tous les pays civilisés.

En ce qui concerne M. Ricord, me sera-t-il permis de faire remarquer que nous ne connaissons pas mieux son opinion aujourd'hui qu'au commencement de ces longs débats? Il semble avoir pris à tâche de s'entourer d'un nuage assez épais pour se rendre impénétrable. Je n'oublierai pas qu'il nous a déclaré qu'il ne voulait pas être pressé sur ce point et qu'il entendait choisir librement le moment où il lui conviendrait de faire connaître le fond de sa pensée. Laissons-le donc méditer tout à son aise, et contentons-nous de la déclaration un peu équivoque qu'il nous a faite, et qui consiste simplement à ne plus nier la *possibilité* de la transmission de la syphilis pendant l'acte de la vaccination. Je constate qu'il ne se compromet pas beaucoup par une semblable déclaration, et je m'étonne seulement qu'il reçoive avec tant de complaisance les compliments qui lui ont été décernés pour la franchise et la spontanéité avec lesquelles il aurait abjuré ses anciennes erreurs. Quant à moi, j'en appelle à ceux qui ont entendu ses discours et qui liront ses écrits.

Notre savant collègue vous a beaucoup parlé de certain document émanant de l'Assistance publique, relatif à la mortalité des enfants nouveau-nés, et dans lequel il n'était pas question de la syphilis vaccinale. Un instant vous avez pu croire que ce rapport qui a été exhumé était mon œuvre; j'ai dû protester séance tenante et vous faire savoir que je n'avais concouru en rien à sa rédaction. J'ai eu simplement l'honneur de faire partie, en ma qualité de chirurgien d'hôpital, d'une commission nommée par M. le directeur de l'Assistance publique, à l'effet de chercher les moyens de remédier à la grande mortalité qui s'observe à l'hospice des Enfants assistés. Je le demande, que peut-on trouver de commun entre une mission spéciale se rapportant à un établissement déterminé et la question générale de la syphilis vaccinale qui intéresse, à un égal degré, la pratique de la ville et celle des maisons hospitalières? Mais d'ailleurs, mon contradicteur le sait bien, le rapport qu'il a voulu m'opposer n'est pas de moi, mais bien de M. Cullerier qui n'avait pas, il faut bien le reconnaître, à s'occuper de la question que nous agitons en ce moment. En quoi donc un pareil document peut-il prouver que mes convictions n'étaient pas faites à cette époque sur la syphilis vaccinale?

J'en puis dire tout autant du travail que j'ai lu à l'Académie dans le courant de janvier 1862, sur les *vaccinations hâtives* (1). Après avoir établi que cette opération pratiquée dans les premiers jours ou les premières semaines qui suivent la naissance, n'était pas plus dangereux que celle qui n'a lieu qu'après le deuxième ou le troisième mois, j'ajoutais : « Mais si à la rigueur, en temps ordinaire et pour les enfants qui restent isolés dans leurs familles, il n'y a pas de grands inconvénients à temporiser, il n'en est pas de même quand la variole apparaît dans une maison, quand des cas multipliés sont signalés dans une ville ou quand on exerce dans un hôpital. Dans cette dernière condition surtout le danger est permanent, les salles aujourd'hui ne contiennent aucun varioleux; mais qui sait si parmi les malades qui entreront demain il ne s'en trouvera pas quelqu'un? »

Je citais à cette occasion un exemple que je venais d'observer dans mon service de l'hospice des Enfants assistés. Un enfant atteint de variole avait été placé dans l'une de mes salles. La maladie ne tarda pas à s'étendre à d'autres enfants.

(1) Depaul, *Rapport sur les vaccinations pratiquées en France en* 1862. Paris, 1863.

Vingt-trois furent infectés, et sur ce nombre nous eûmes onze morts à déplorer; je ne me rendis maître de l'épidémie que par une vaccination générale.

Après avoir formellement déclaré que je n'avais pas eu l'intention d'étudier toutes les questions qui se rattachent à l'histoire des vaccinations hâtives, je terminais ma communication par les deux propositions suivantes :

1° La vaccination qui se pratique dans les premiers jours qui suivent la naissance, n'expose pas à des dangers plus nombreux et plus sérieux que celle qu'on retarde jusqu'au deuxième ou au troisième mois.

2° En admettant que dans la pratique civile on puisse souvent, sans danger, retarder la vaccination, il n'en est pas de même pour les enfants qui naissent dans les hôpitaux ou qui doivent y séjourner un certain temps.

Ayant défendu dans ces termes les intérêts des enfants qui m'étaient confiés à l'hôpital, je ne m'attendais pas à être accusé dans une publication périodique d'inhumanité à leur égard. Si j'avais l'honneur de tenir la plume d'un journaliste, je ne parlerais pas avec une pareille légèreté d'un confrère qui a toujours considéré comme un devoir de faire passer les malades de son hôpital avant ceux de sa clientèle, ou, pour mieux dire, qui les confond tous dans un dévouement aussi complet que possible. Je crois avoir fait suffisamment mes preuves sous ce rapport et être assez connu de mes confrères, pour que ma réputation n'ait rien à souffrir d'une imputation aussi gratuite; mais j'ai bien le droit d'exiger que pour me combattre on ne me suppose pas des pensées que je repousse comme indignes de moi et qu'on n'ait pas recours à des armes que je ne veux pas qualifier. Je fais appel à la loyauté du confrère qui a laissé échapper ces paroles imprudentes; je lui indique les sources où il pourra s'éclairer, et j'attends qu'il mette à me donner la réparation qui m'est due le même empressement qu'il a mis à m'accuser sans s'être donné la peine de me lire.

Je reviens à M. Ricord, qui s'est beaucoup préoccupé de savoir depuis quand dataient mes convictions sur la syphilis vaccinale; je l'entends encore fulminer contre moi ce terrible anathème : Vous êtes coupable, cent fois coupable, mille fois coupable, si, convaincu depuis longtemps, vous n'avez pas parlé plus tôt! Mais comment peut-il ignorer que depuis plusieurs années je n'ai pas laissé échapper une occasion sans montrer combien j'étais vivement préoccupé de cette importante question? Ne devrait-il pas savoir que dans mon rapport sur les vaccinations pratiquées, en France, pendant l'année 1860, j'avais déjà appelé sur elle l'attention de M. le ministre? Lorsque M. Devergie présenta son malade à l'Académie, est-ce que je ne pris pas la parole pour dire que des faits nombreux existaient, qui témoignaient de la réalité de la syphilis vaccinale? Que pouvais-je faire de plus alors que n'ayant aucune mission officielle, toute la responsabilité du service de la vaccine retombait sur M. Bousquet qui en était le directeur? J'ai déjà voulu parler une fois, mais j'ai dû m'arrêter devant les obstacles qui se sont élevés et attendre que je fusse revêtu de l'autorité nécessaire pour passer outre. Il y a à peine six mois que j'ai eu l'honneur de succéder à M. Bousquet, et l'on a vu quel a été l'objet de ma première communication à l'Académie.

M. Ricord ne s'aperçoit pas de l'étrange contradiction qu'il y a dans ses paroles. D'une part, j'ai manqué à tous mes devoirs en n'avertissant pas plus tôt l'Académie; de l'autre, quand je m'y suis décidé, j'ai commis une grande imprudence et je suis déclaré coupable d'avoir gravement compromis la vaccine et d'avoir fait peser sur les praticiens une terrible responsabilité. Je laisse à ceux qui le suivront dans son argumentation le soin d'apprécier des assertions aussi opposées.

Il ne me reste plus qu'une remarque à présenter à mon collègue : on se rappelle que ne sachant plus comment réfuter les observations qui se multipliaient et qui devenaient de plus en plus démonstratives, il avait cherché à les battre en brèche en s'attaquant à la durée de l'incubation, que tantôt il trouvait beaucoup trop longue et tantôt beaucoup trop courte. Il prétendait que de pareils écarts étaient en opposition avec certaine loi formulée par lui, et comme toujours c'était la loi qui devait avoir raison; c'est encore une illusion à laquelle il faudra renoncer. Un de ses anciens élèves les plus distingués, dont il ne recusera pas le sympathique dévouement, M. le docteur Alfred Fournier, dans un travail remarquable (1), qui est basé sur des observations nombreuses et qui portent l'empreinte d'un observateur qui connaît à fond la matière, vient de démontrer, contrairement à ce qui est admis par son maître :

1° Que l'inoculation de la syphilis dépasse souvent les limites dans lesquelles on est accoutumé à la restreindre ;

2° Que le plus habituellement elle se prolonge au delà de trois semaines ;

3° Qu'il n'est pas rare qu'elle atteigne une durée de quatre à cinq semaines ;

4° Que parfois elle dépasse cette durée pour atteindre celle de six semaines ;

5° Qu'enfin elle peut se prolonger même au delà, et que dans un cas elle a dépassé le chiffre extrême de deux mois.

D'où vient donc une semblable dissidence? M. Fournier en donne l'explication toute naturelle :

« Oui, dit-il, il est un chancre qui, comme l'a si bien vu M. Ricord, répond immédiatement à l'inoculation et dont le développement commence avec l'insertion même du pus. Ce chancre, c'est le *chancre simple*, celui qui s'inocule et se réinocule si facilement au sujet contaminé, celui qui a servi aux célèbres expérimentations de mon maître. Mais bien différent de ce premier type, bien que longtemps confondu avec lui, le *chancre syphilitique* procède tout autrement : d'une part, en effet, il ne s'inocule pas sur le sujet qui le porte et ne peut donc être reproduit à volonté, comme on le croyait autrefois; d'autre part, alors qu'on le transporte avec la lancette sur un sujet sain, on le voit incuber d'une façon réelle et souvent très-longue. »

Tout le monde est de l'avis de M. Briquet, la question de

(1) *Recherches sur l'incubation de la syphilis*. Paris, 1865.

la syphilis vaccinale est une des plus graves dont on puisse s'occuper, et c'est précisément à cause de cela qu'il faut apporter dans son étude plus de gravité que ne l'a fait notre collègue qui, avant de monter à la tribune, s'était évidemment promis de ne pas être sérieux. Je crois qu'il serait bien embarrassé s'il lui fallait justifier les assertions qu'il a émises. Sur quel document, par exemple, s'est-il appuyé pour avancer que proportionnellement on vaccinait beaucoup moins en Italie qu'en France? Je pense qu'il est sous ce rapport dans une erreur complète ; et si jusqu'à ce jour l'Italie est le pays qui compte le plus grand nombre d'exemples d'infection syphilitique produite pendant la vaccination, ce n'est pas dans ce fait imaginaire qu'il a mis en avant qu'il en pourra trouver la cause. Je lui ferai remarquer que le nombre considérable d'individus contaminés se rattache à un petit nombre d'observations, et que c'est par le chiffre de celles-ci et non par celui des premiers qu'il faut compter. Mais d'ailleurs, quand même sa remarque serait fondée, il faudrait faire intervenir, pour avoir une explication raisonnable, beaucoup d'autres considérations dont je n'ai pas à m'occuper ici.

Que mon collègue refuse toute valeur aux observations du professeur Cerioli, à celles de Rivalta et de l'Hôtel-Dieu, je ne puis voir là qu'une opinion personnelle dont l'auteur seul est responsable. Mais je suis bien convaincu qu'il ne rattachera personne à sa manière de voir avec des arguments comme ceux dont il s'est servi. Ainsi, tout d'abord, il se méfie de l'observation de Crémone parce qu'elle a plus de quarante ans. D'un autre côté, toutes celles qui viennent de l'Italie ne lui inspirent qu'une très-médiocre confiance, parce qu'il suppose que le climat doit réagir sur l'imagination du peuple aussi bien que sur celle des savants.

En abordant le genre plaisant au sujet du professeur de Crémone, M. Briquet n'a pas eu une inspiration heureuse; il croyait sans doute M. Cerioli mort depuis longtemps. Je suis heureux de pouvoir le détromper et de lui apprendre que ce savant et vénérable confrère se porte à merveille et qu'il n'a cessé de prendre une part active à tout ce qui se rattache à l'importante question de la syphilis vaccinale.

Dans une lettre qu'il m'a fait l'honneur de m'écrire tout récemment, il se plaint, non sans quelque raison, de ce qu'on dénature ses écrits et persiste plus que jamais dans ses croyances premières. Mais on a beau traiter avec un sans façon peu académique sa personne et ses observations, celles-ci resteront, pour quiconque les lira avec quelque attention, entourées de toutes les garanties désirables pour entraîner la conviction. On y verra toujours que les enfants, primitivement infectés dans le point de l'inoculation vaccinale, infectèrent à leur tour les nourrices, et que les maris ne le furent qu'en dernier lieu. C'est en vain qu'on s'efforcera de donner au courant syphilitique une direction autre que celle qu il a eue réellement ; c'est des enfants aux maris qu'il a marché, en passant par les nourrices, et non des maris vers les nouveau-nés.

Que penser encore de ces statistiques improvisees, desquelles il résulterait qu'on n'observerait qu'un cas d'inoculation syphilitique sur cinq millions de vaccinations? Je suis vraiment émerveillé de la facilité avec laquelle on se contente de simples suppositions qu'on voudrait nous faire accepter comme des choses parfaitement démontrées! Ainsi que cela a été dit plusieurs fois, on est loin de connaître tous les cas de syphilis vaccinale; tout ce qu'on peut affirmer, c'est qu'ils sont heureusement fort rares : quant à les nier, parce que la vérole s'inocule plus facilement avec le pus du chancre qu'avec le liquide que renferme la pustule vaccinale d'un syphilitique, c'est avouer qu'on fait bon marché des observations et qu'on les écarte sans autre forme de procès, parce qu'elles contrarient une idée préconçue.

Mais à quoi bon invoquer les observations avec M. Briquet. Il raye d'un trait de plume toutes celles qui le gênent. Il a été démontré expérimentalement que plusieurs maladies sont inoculables par le sang, et la syphilis en particulier! Qu'importe, il déclare qu'il n'y croit pas, et à ses yeux il n'en faut pas davantage pour devoir mettre de côté tout ce que nous savons à cet égard. Quelque bonne opinion que je puisse avoir de son jugement, j'aime mieux rester fidèle à des habitudes que je crois plus scientifiques, et je déclare que les faits m'inspirent encore plus de confiance.

Il est évident que M. Gibert, qui n'a pas voulu se donner la peine d'étudier la question, appartient à la même école que M. Briquet. Il professe le même dedain pour les observations et pour ceux qui se donnent la peine de les recueillir. Toutes celles que nous avons pris le soin de réunir, il les traite de faits insolites et sans valeur. Au lieu de discuter, il préfère donner son opinion en quelques phrases concises et pleines d'assurance; il affectionne tout particulièrement la forme aphoristique, mais il oublie que les aphorismes n'ont de valeur qu'à la condition de résumer les vérités établies par l'expérience. Il faut être bien fort et bien sûr de soi pour se donner une pareille mission, et Hippocrate lui-même, dont il semble vouloir perpétuer la tradition, aurait échoué encore plus souvent qu'il ne l'a fait, si, comme lui, il avait dédaigné l'observation des faits pour se livrer à l'inspiration du moment.

J'avais établi, et tout le monde a répété avec moi, même M. Ricord, que la syphilis vaccinale était le corollaire de l'inoculation des accidents secondaires et du sang, ou, pour mieux dire, que cela était une seule et même chose.

De son autorité privée, M. Gibert déclare que cette proposition est une erreur capitale. Ne lui demandez pas pourquoi, quand il *a dit*, il ne descend pas dans les détails.

Il est bien vrai qu'il ne nie pas la contagion des accidents secondaires, et cela serait difficile, puisqu'il l'a lui-même démontrée expérimentalement, mais il est presque sur le point de se repentir des inoculations qu'il fit en 1859. Il aurait pu, dit-il, s'en passer, parce que le fait était attesté chaque jour par l'observation clinique et par la tradition qui remontait à plus de trois siècles. Je conviens que si pour le rattacher à la syphilis vaccinale il lui faut une tradition aussi antique, il est inutile de compter sur lui.

La découverte de la vaccine a environ soixante-cinq ans d'existence, et ni lui ni moi ne vivrons assez longtemps pour savoir où en sera la question dans plus de deux cents ans. Heureusement pour la vérité, tous les esprits ne sont pas aussi difficiles, et la science peut faire des progrès un peu plus rapides. Me sera-t-il permis d'ajouter que la tradition peut transmettre l'erreur aussi bien que la vérité. Il ne me serait pas difficile d'en trouver de nombreux exemples dans l'histoire de la médecine.

D'un autre côté, M. Gibert prétend ne pas comprendre comment on pourrait trouver du virus syphilitique dans une pustule vaccinale. En vérité, cela m'étonne de la part d'un collègue qui s'est assuré que le sang des syphilitiques était inoculable, et je suis presque honteux d'avoir à lui répéter que cela dépend de ce que, dans une pustule vaccinale, il y a, outre le virus vaccin, du sang en nature ou quelques-uns de ses éléments.

Il ne me reste plus qu'à répondre au discours de l'honorable M. Bousquet, qui s'était réservé jusqu'à la fin pour porter sans doute le dernier coup.

Notre collègue on le sait, a des entrailles de père pour la vaccine, il la veut chaste et pure quand même, il n'admet aucune tache à sa réputation, et l'on peut dire que son dévouement a été plus d'une fois jusqu'à l'aveuglement le plus complet; il était donc à peu près certain qu'il descendrait une fois de plus dans l'arène, et il n'était pas difficile de prévoir sous quelle bannière il se rangerait. Avec l'expérience que nous avons de ses habitudes scientifiques, nous n'espérions pas qu'il prendrait la peine de discuter la question grave qui avait été soulevée, et nous savions bien que son discours serait une nouvelle édition de tous ceux qu'il a prononcés ici à l'occasion de la vaccine. On ne change pas la tournure de son esprit et les tendances qui sont la conséquence de certaine éducation médicale.

J'avais, dans une autre circonstance, reproché à M. Bousquet de ne pas être de la même école que moi et de ne pas aimer l'observation. Il fit semblant alors de s'en fâcher, et me demanda avec vivacité de lui fournir les preuves de mon assertion; je lui répondis qu'on les trouvait dans tous ses écrits. Aujourd'hui, c'est lui-même qui nous l'a déclaré de la manière la plus formelle, « il n'aime pas les faits; l'expérience, c'est-à-dire l'observation de la nature, est trompeuse. » Selon lui, rien n'est souple comme les faits; on leur fait dire tout ce qu'on veut, c'est par eux qu'on perd la science, et c'est parce qu'on peut les mal interpréter qu'il préfère de beaucoup les idées préconçues. Il se fait gloire *d'avoir été élevé dans ces principes*, qui ne sont pas ceux de la génération actuelle et qui, par conséquent, ne nous permettront pas de nous entendre.

Pourquoi nous retracer l'histoire de l'inoculation qui fut importée d'Orient à Londres, en 1721 ? Tout ce qui s'y rapporte est reconnu de chacun de nous, et d'ailleurs, je ne vois pas quel argument favorable il a pu y trouver pour sa cause, puisque, comme la vaccine, elle fut accusée, en son temps, de transmettre la syphilis.

De ce que ni lui, ni son prédécesseur, M. Husson, n'ont eu à constater aucun cas de syphilis vaccinale, s'ensuit-il que d'autres n'aient pas été plus malheureux? Ne sait-on pas que c'est surtout dans les vaccinations officielles qu'on peut le moins surveiller les résultats sous ce rapport? Les enfants vaccinés ne sont revus qu'une seule fois, le septième jour, c'est-à-dire à une époque assez avancée pour constater l'apparition des pustules vaccinales, mais beaucoup trop rapprochée pour que la syphilis, dont l'incubation est infiniment plus longue, ait le temps d'apparaître dans son phénomène initial. Mais ce temps une fois passé, alors que la prime et le certificat ont été délivrés, quel intérêt les parents, qui sont souvent venus de quartiers fort éloignés, auraient-ils à se représenter au vaccinateur officiel? Il est tout naturel qu'ils s'adressent à leur médecin ou qu'ils aillent à la consultation de l'hôpital voisin. C'est ainsi que les choses se sont passées dans les observations recueillies par MM. Chassaignac et Hérard. N'est-il pas probable, en outre, que dans un certain nombre de cas la nature des accidents a dû être méconnue, et que quelques enfants ont succombé sans éveiller le moindre soupçon ?

Pourquoi s'étonner que les médecins qui pratiquent sur une moins vaste échelle, parce qu'ils exercent dans des petites localités où ils connaissent tout le monde et où rien ne survient sans qu'ils en soient informés, aient pu voir ce qui a pu si facilement échapper dans d'autres conditions? Voilà certainement la véritable raison de ce qui étonne si fort M. Bousquet; et quoiqu'il ait bien voulu me prédire que je serai aussi heureux que lui, je ne me sens pas complétement rassuré, et je ne jurerai ni pour le passé, ni pour l'avenir. M. Bouvier ne lui a-t-il pas rappelé un fait qui se rapporte aux vaccinations officielles de l'Académie, et à lui tout seul n'est-il pas de nature à diminuer un peu la confiance de notre collègue! car c'est lui qui avait pratiqué la vaccination! N'est-ce pas dans un service d'hôpital que l'observation de M. Lecocq a été recueillie? Et peut-on traiter de vaccinateur improvisé ce médecin en chef de la marine dont le savoir est bien connu de tous? Ce n'est pas par de pareilles accusations qu'on atténuera la valeur des observations qui ont été produites.

Peu m'importe encore qu'on ne connaisse ni *la patrie, ni le jour de naissance* de la syphilis vaccinale! Je ne puis malheureusement douter de sa réalité, et son identité n'est que trop bien établie. Elle est sans doute de tous les pays : nous en connaissons déjà des exemples pour la France, l'Angleterre, l'Allemagne et l'Italie, et comme la syphilis a pénétré partout, il est plus que probable que la vaccination est devenue en beaucoup d'autres lieux un de ses modes de propagation.

Sans doute que, pour apprécier des faits, il faut tenir compte des lieux où ils se sont passés et de la qualité des observateurs; mais ce petit préambule un peu insidieux, par lequel M. Bousquet a fait précéder ce qu'il voulait dire de l'observation de l'Hôtel-Dieu, est-il destiné à jeter de la défaveur sur notre collègue M. Trousseau, dont il a trouvé le discours élégant et séduisant, mais peu fait pour convaincre? Il ne m'appartient pas de parler du mérite de l'ancien professeur de clinique, mais ce que je tiens à rappeler, c'est que son observation est irréprochable et qu'elle offre toutes les garanties possibles d'authenticité. On a beau nous parler des difficultés qu'il y a à établir le diagnostic des granulations utérines et s'abriter sur ce point derrière l'autorité de M. Desormeaux, on ne fera croire à personne qu'un médecin de la valeur de M. Trousseau ait pu s'y tromper, et il faut bien qu'on sache qu'un myope seul pourrait confondre une granulation simple du col utérin avec une ulcération syphilitique. Mais d'ailleurs, le chancre du bras, constaté par tous, ne donne-t-il pas le démenti le plus formel à une pareille supposition?

Il faut être entièrement étranger à l'évolution de la syphilis pour tenir un pareil langage. On a beau être un homme érudit quand on n'a jamais été praticien, il faudrait se souvenir qu'il est des choses qu'on n'apprend qu'au lit des malades. Je conviens que cela est plus pénible que de faire des théories dans son cabinet, mais cela vous conduit plus sûrement dans la voie de la vérité, qui seule est profitable à la science.

Maintenant oserai-je demander à mon contradicteur pourquoi la syphilis vaccinale lui paraît une chose inouïe et *monstrueuse?* En quoi cela choque le bon sens et les notions élémentaires de la pathologie? Pourquoi l'esprit nierait ce que les sens affirment? Et pourquoi l'esprit doit-il avoir nécessairement raison?

Il est évident que notre collègue, ainsi qu'il a pris soin de nous le dire lui-même, s'est laissé entraîner par le plaisir secret qu'il éprouve à grouper, d'une façon qui lui est particulière, des mots et des phrases qui ne laissent pas d'avoir un certain éclat, mais qui au fond ne renferment aucun argument sérieux. On l'écoute avec plaisir, il a le talent d'amuser son auditoire; mais on pourrait caractériser sa façon en disant qu'il a l'art de bien parler pour dire peu de chose.

Ce qu'il voudrait nous faire accepter comme des principes immuables, sont de dangereuses erreurs dont il faut savoir nous préserver. Non, les faits qui s'écartent des conceptions à priori ne s'excluent pas de la science! Et au lieu de crier malheur aux faits qui condamnent la théorie, c'est malheur aux théories, que les faits démolissent, qu'il faut dire! Mais pourquoi insister sur un pareil sujet? Mon désaccord avec M. Bousquet ne date pas d'aujourd'hui, et je ne saurais me flatter de le ramener aux idées d'une époque dont il sera toujours éloigné, autant par la nature de son esprit que par les impressions indélébiles de son éducation médicale première.

S'il est vrai que les virus se perpétuent par inoculation comme les graines par semence, il ne s'ensuit pas que nous soyons au courant de tout ce qui se rattache à la nature et l'évolution des premiers. La graine nous est connue dans toutes les parties. La graine vaccinale n'a pas encore été séparée du liquide qui la renferme, et, d'après une théorie moderne, soutenue à cette tribune par notre collègue M. Ch. Robin, son existence même serait mise en doute. Cessons donc de nous payer de quelques sentences pompeuses comme celle-ci : « On peut détruire les virus, on ne les transforme pas. Dans la famille des virus il n'y a pas de promiscuité, etc. » Nous n'en savons absolument rien, et ce que nous avons de mieux à faire, c'est d'observer sans parti pris. C'est le seul moyen de ne pas s'exposer à des contradictions qu'on a de la peine à s'expliquer, mais auxquelles on s'expose quand on se laisse entraîner par *sa plume*. Quoi ! vous vous efforcez d'établir qu'on peut mêler le virus varioleux et celui de la vaccine, et qu'en inoculant ce liquide complexe on est sûr de voir germer isolément la variole et la vaccine chacune en leur temps, et, selon vous, avec des caractères qui les distinguent! et vous venez nous dire ensuite que vous ne comprenez pas qu'il puisse en être de même pour le virus syphilitique associé au virus vaccin! Non, cela n'est pas sérieux, et si vous n'avez que de pareils arguments, je crois que vous auriez gagné à les taire. A la rigueur, dites-vous, vous comprenez *un coup de lancette malheureux!* Veuillez donc nous expliquer ce que vous entendez par là, et nous faire comprendre par quelle fatalité une lancette aurait transmis la syphilis si, au préalable, elle ne s'était imprégnée du principe qui la donne? Or, comme c'est dans le liquide que renferme la pustule vaccinale que l'instrument a été chargé, il fallait bien que celle-ci contînt les deux virus.

Tout révolte M. Bousquet dans cette question. Les divers modes de transmission de la syphilis étant déjà nombreux, on a indiqué celui qui nous occupe sous le nom de *syphilis vaccinale*. Il le repousse avec indignation, le *virus vaccin* ne pouvant produire que la vaccine. Je suis complétement de son avis, pourvu qu'il s'agisse de vaccin parfaitement pur, et ce n'est pas celui-là qui est en cause. La question est de savoir si, dans certaines conditions, il ne peut pas se trouver mêlé à du virus syphilitique. Des faits nombreux sont là qui l'attestent, et les données de la science sont loin de les infirmer.

Ce n'est pas sans une profonde surprise, que, pour donner plus de valeur à son opposition, j'ai entendu notre collègue nous affirmer qu'il n'avait subi l'influence d'aucun engagement antérieur, et que personne n'était plus libre que lui pour formuler une opinion. Je lui en demande bien pardon, mais il oublie qu'il a publié un ouvrage spécial (1), et que dans le chapitre XVI, où il examine s'il y a plusieurs qualités de vaccin, on peut lire les passages suivants :

« On a pris nombre de fois par ignorance et quelquefois à dessein du vaccin sur des enfants actuellement atteints de syphilis. Qu'est-il arrivé? Le vaccin s'est toujours reproduit dans toute sa pureté et sans causer aucun accident qui pût faire soupçonner la source impure où l'on avait puisé (page 231). »

Dans la discussion, il nous a appris que trois ou quatre fois, dans le cours de sa carrière, il avait volontairement répété cette expérience et toujours avec la même immunité. J'ai la conviction que, quoi qu'il en dise, il se montrerait aujourd'hui plus réservé.

Voici comment il s'exprime à la page 232 : « Qu'on se persuade donc bien que de la même manière que le virus de

(1) *Nouveau traité de la vaccine et des éruptions varioleuses ou varioliformes*. Paris, 1848.

la rage ne peut donner que la rage; le virus de la syphilis, la syphilis; de même aussi le virus vaccin ne saurait communiquer que la vaccine, la vaccine toute seule, sans complication, sans mélange d'aucune espèce, ni bon, ni mauvais. Si j'insiste sur cette vérité, j'en demande pardon aux médecins; je sais qu'elle n'a pas de contradicteur parmi eux; mais je voudrais faire passer leur conviction dans l'esprit des parents, et j'ose à peine m'en flatter. La tendresse même qu'ils ont pour leurs enfants les rend plus difficiles à persuader.

» Et nous-même qui nous montrons si sévères, n'accorderons-nous rien à la faiblesse humaine? Nous avons dû nous élever contre un préjugé funeste et défendre les droits de la science; mais le stoïcisme n'est pas notre philosophie. Après tout, si le vaccin des enfants les plus *malsains* vaut celui des enfants les mieux portants, celui des derniers vaut apparemment celui des premiers; cela suffit pour laisser le choix aux parents quand on le peut, c'est-à-dire quand il n'y a pas urgence. »

Il est donc évident que personne n'était plus engagé que lui, et il ne peut ignorer l'influence que dans sa haute position, il a dû exercer sur l'opinion. Avec moins de dédain pour les observations et moins d'aveuglement pour la vaccine, il aurait été sans doute un des premiers à reconnaître qu'il s'était trompé. Mais il est si commode d'invoquer les grands principes, et si doux de croire qu'on a porté la science à ses dernières limites! On reçoit mal les hommes qui veulent vous tirer de cette douce quiétude, et l'on ne veut voir en eux que des importuns qui viennent vous déranger mal à propos. Pour la vaccine, c'est l'histoire de M. Bousquet; pour la syphilis, c'est celle de M. Ricord. Il faut cependant que nos deux collègues en prennent leur parti : il est temps de se réveiller; nul n'est assez fort pour arrêter les progrès de la science.

Outre que l'honnêteté ne permet pas de dissimuler la vérité, ce serait un mauvais calcul, ainsi que je l'ai déjà dit, dans l'intérêt même de la vaccine. Il vaut mieux dire tout haut ce que chacun se répète tout bas et réunir nos efforts pour atténuer les quelques inconvénients qui sont inhérents à une méthode qui restera, malgré tout, comme une des plus utiles découvertes de la fin du siècle dernier.

Quant à la vaccine animale, qu'on a proposé de substituer à la vaccination de bras à bras, c'est une *étrangère* dont M. Bousquet ne veut pas entendre parler. Le moindre inconvénient de cette pratique serait de perdre la vaccine. Il est bien vrai que c'est là une nouvelle assertion purement gratuite : car enfin, où donc Jenner a-t-il puisé le premier vaccin dont il s'est servi? Et pourquoi, si le cowpox pouvait être entretenu d'une manière permanente, ne pourrait-on pas continuer à s'en servir avec le même avantage? On rassurerait bien mieux les populations en rompant franchement avec une tradition qui peut, dans quelques cas, faire courir des dangers, pour lui substituer un procédé déjà éprouvé et qui permettrait de les éviter.

A une autre époque, quand on commença à s'apercevoir que l'inviolabilité de la vaccine n'était qu'un vain mot, et qu'il fut question de l'utilité des revaccinations, l'adversaire le plus acharné de cet indispensable complément de la vaccine fut le même collègue auquel je réponds en ce moment : comme aujourd'hui il repoussait les observations parce qu'elles n'étaient pas en harmonie avec un principe ; comme aujourd'hui, c'en était fait de la découverte de Jenner, si l'on admettait que la vertu préservatrice du vaccin pouvait n'avoir qu'une durée temporaire! Effrayée par ces prédictions sinistres, l'Académie se laissa entraîner et fit trop longtemps une résistance inutile qu'elle doit amèrement regretter. La nécessité des revaccinations n'est plus contestée, et M. Bousquet, l'opposant le plus décidé d'autrefois, est devenu un de ses plus chauds partisans.

C'est le même rôle qu'on voudrait nous faire jouer aujourd'hui, mais instruits par l'expérience, nous saurons résister. Pour mon compte, je n'admets pas que, parce que je suis directeur de la vaccine, il ne me soit plus permis de dire la vérité; l'homme privé ne se séparera jamais, sous ce rapport, de l'homme officiel; tout ce qu'on peut me demander, c'est de ne pas engager l'Académie sans son assentiment, et je crois avoir prouvé que je comprenais mes obligations, puisque je suis venu lui soumettre mon projet de rapport à M. le ministre.

Je tiens encore à rassurer M. Bousquet sur un autre point. Il vous a dit qu'au lieu d'un rapport que je devais à M. le ministre, je n'avais fourni qu'une courte dissertation sur un sujet spécial de mon choix, et qu'il allait en résulter que, pour cette année, l'autorité serait sans renseignements sur les vaccinations pratiquées en France : cette assertion est complétement inexacte. Mon rapport de cette année contenait, comme celui des années précédentes, deux parties bien distinctes : une que j'appelle administrative et qui comprend un résumé de tous les documents qui sont transmis par l'intermédiaire des préfets, et une autre exclusivement scientifique, dans laquelle j'avais cru devoir étudier la difficile question de la syphilis vaccinale. La première est seule obligatoire, et je n'ai pas cessé de faire des efforts pour lui donner toute l'importance qu'elle mérite. On y trouvera, comme par le passé, un résumé de tous les travaux ayant quelque intérêt transmis à l'Académie, soit directement, soit par la voie administrative. L'étude que j'avais ajoutée sur la syphilis vaccinale était un complément tout à fait facultatif, destiné à prouver à M. le ministre que l'Académie ne se laisse devancer par personne, et qu'elle veille attentivement sur le précieux dépôt qui lui a été confié.

Il était tout naturel que M. Bousquet trouvât sa manière de faire préférable à la mienne. Il ne m'appartient pas de décider qui de nous deux a suivi la meilleure voie. Tout ce que je puis dire, c'est que j'ai cru avoir de bonnes raisons pour ne pas marcher sur ses traces.

Me sera-t-il permis, en terminant, de faire remarquer une fois de plus combien on s'est mépris sur mes intentions dès l'origine de ces débats ? Quelques personnes intéressées ont cru ou fait semblant de croire que j'avais voulu abriter, dans un rapport officiel, de nouvelles critiques sur les erreurs d'un collègue en syphilographie, et me donner le malin plaisir de les transmettre à M. le ministre sous le couvert de l'Académie.

Je n'ai pas l'habitude de chercher des voies détournées quand j'ai à me défendre ou que je veux attaquer. Ceux qui me connaissent me croiront sur parole, quand je leur dirai que cette pensée n'était pas entrée un instant dans mon esprit. J'ai uniquement poursuivi une idée scientifique; j'ai dû, pour la mettre en lumière, combattre certaines doctrines qui en avaient trop longtemps arrêté la démonstration; mais je le déclare ici, je ne m'étais pas proposé autre chose, et pour en donner une nouvelle preuve, je suis tout prêt, pour ménager certaines susceptibilités, et quoique je les trouve exagérées, à supprimer de mon projet de rapport tous les passages que M. Ricord voudra bien m'indiquer.

Si plus tard la discussion est devenue un peu trop personnelle, ce n'est pas à moi qu'il faut s'en prendre. J'ai dû suivre mon principal adversaire sur le terrain qu'il a choisi, et l'on pourra voir, dans les discours qui ont été prononcés de part et d'autre, quel est celui de nous qui s'est le plus écarté des habitudes scientifiques. Quoi qu'il en soit, les vivacités de la lutte n'ont pas compromis les intérêts de la science. Elles ne m'ont pas empêché de faire tous mes efforts pour maintenir la discussion dans sa véritable direction, dont on voulait sans cesse la détourner. Aujourd'hui qu'elle touche à son terme, je me félicite plus que jamais de l'avoir soulevée, et j'ai la conviction qu'il y a eu quelque courage de ma part à venir soutenir des idées si contraires à celles qui étaient généralement admises et que je savais bien devoir soulever une vive opposition. J'ai atteint le but que je m'étais proposé : d'une opinion universellement repoussée, j'ai fait une opinion acceptée par presque tous les médecins, et je me trouve suffisamment dédommagé de mes peines et des quelques ennuis qui m'ont été suscités. Je suis prêt à descendre de cette tribune comme j'y étais monté le jour où je vous soumis mon projet de rapport, n'ayant au cœur ni passion, ni colère, ayant appris seulement à mieux connaître certains hommes, et bien résolu, dans les questions scientifiques, à ne jamais me laisser arrêter par des questions personnelles.

Maintenant l'Académie est libre de prendre tel parti qu'elle jugera convenable. Les débats qui viennent d'avoir lieu ont fait connaître au monde médical une question que quelques personnes voulaient tenir dans l'ombre et lui ont donné toute la publicité désirable. Sur sept collègues qui ont pris la parole, quatre ont abondé dans mon sens, ce sont MM. Blot, Trousseau, Devergie et Bouvier. Deux seulement se sont inscrits contre la réalité de la syphilis vaccinale, MM. Gibert et Briquet. Quant à M. Ricord, il n'a pas voulu arborer son drapeau, et ses nombreuses réticences ne me permettent pas de le classer. Il a bien laissé voir qu'il était profondément ébranlé; plus d'une fois il a été sur le point de passer dans mon camp, mais il n'a pas été plus loin, et si dans quelques années l'Académie est appelée à s'occuper du même sujet, il lui sera loisible d'intervenir comme un homme qui n'a rien abandonné de ses anciennes doctrines.

Qu'il me soit permis de faire remarquer, en finissant, que l'attitude qu'on voudrait faire prendre à l'Académie n'est pas digne d'elle. Non, il n'est pas possible qu'elle cache au ministre, qui a remis entre ses mains les destinées de la vaccine, ce qu'elle regarde comme une vérité démontrée; elle lui doit compte de tout ce qui intéresse ce grand service public, car c'est en grande partie pour cela qu'elle a été instituée. C'est lui faire injure que de lui conseiller de se taire si elle est convaincue; d'un autre côté, il est impossible qu'elle ait deux langages : un pour le public médical, et un autre pour l'autorité qui la consulte chaque année.

Quoi qu'il advienne, le directeur de la vaccine a la conscience d'avoir rempli son devoir; il n'a pas voulu que l'Académie fût devancée sur un sujet aussi grave. En donnant l'éveil, il a espéré prévenir de nouveaux malheurs et, dans tous les cas, mettre sa responsabilité personnelle à couvert.

TABLE DES MATIÈRES

I. — Projet de rapport à présenter à Son Exc. le ministre de l'agriculture, du commerce et des travaux publics, au nom de la commission de vaccine.................. 1

II. — Communications a l'Académie :

Séance du 17 janvier 1865........................ 26

Séance du 31 janvier 1865........................ 32

Séance du 14 mars 1865........................ 67

Paris. — Imprimerie de E. Martinet, rue Mignon, 2.

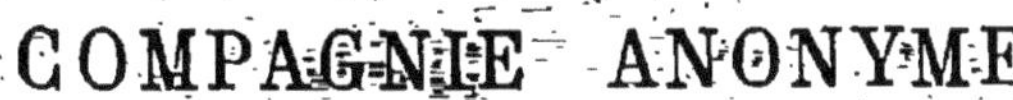

COMPAGNIE ANONYME

DES CHEMINS DE FER

DE

LA LIGNE D'ITALIE

LA COMMISSION

NOMMÉE DANS LES ASSEMBLÉES DES 25 SEPTEMBRE 1860 ET 6 JUIN 1861

AUX SOUSCRIPTEURS

ET

AUX PORTEURS DES ACTIONS ET OBLIGATIONS

DE LA COMPAGNIE

PARIS

IMPRIMERIE DE CH. LAHURE ET Cie

RUES DE FLEURUS, 9, ET DE L'OUEST, 21

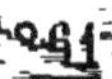

1861

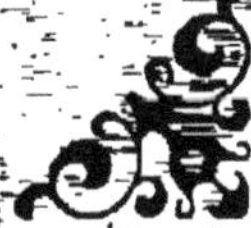

COMPAGNIE ANONYME

DES CHEMINS DE FER

DE

LA LIGNE D'ITALIE

LA COMMISSION

NOMMÉE DANS LES ASSEMBLÉES DES 25 SEPTEMBRE 1860 ET 6 JUIN 1861

AUX SOUSCRIPTEURS

ET

AUX PORTEURS DES ACTIONS ET OBLIGATIONS

DE LA COMPAGNIE

1861

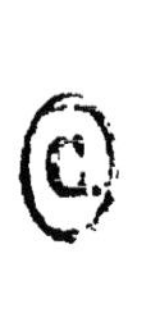

LIGNE D'ITALIE.

(13 *juillet* 1861).

L'Assemblée générale des actionnaires, réunie à Genève le 25 septembre dernier, avait pris diverses résolutions au sujet de l'augmentation du capital social, devenu nécessaire par suite des nouvelles concessions faites à la Compagnie.

Ces résolutions ont été méconnues par le Conseil d'administration.

L'Assemblée avait aussi nommé une Commission de sept membres, chargée d'étudier, avec le Conseil d'administration, les dispositions les plus favorables, pour compléter le capital social, plus particulièrement pour régulariser les actions en retard. Cette Commission devait rechercher, d'accord avec le Conseil d'administration, les meilleures solutions au point de vue de tous les intérêts engagés dans la Compagnie ; mais elle n'a pu remplir son mandat.

Malgré les instances du Président, du Vice-Président du Conseil, de deux Directeurs aidés de quelques administrateurs, le Conseil a refusé de se mettre en rapport avec la Commission, et, sans le concours qui lui a été donné par deux directeurs de la Compagnie, elle eût été dans l'impossibilité de faire le moindre travail utile.

Les statuts de la Compagnie prescrivent une réunion obligatoire de l'Assemblée générale au mois de juin ; le Conseil d'administration n'ayant pas rempli cette obligation statutaire, la Commission a cru devoir réunir elle-même les actionnaires, pour leur rendre compte du mandat qui lui avait été confié le 25 septembre, et pour obtenir une prompte convocation d'une Assemblée générale régulièrement constituée.

Une réunion des actionnaires a eu lieu le 6 juin 1861, dans les salons de Le Mardelay, à Paris; cette réunion, l'une des plus nombreuses de toutes celles qui ont eu lieu depuis l'origine de la Compagnie, a donné à la Commission du 25 septembre les pouvoirs les plus étendus pour agir au nom des actionnaires réunis et de tous ceux qui adhéreraient ultérieurement, pour les représenter, soit auprès des pouvoirs de la Compagnie, soit devant les tribunaux et auprès des gouvernements.

Le mandat donné à la Commission par la réunion du 6 juin a été encore plus mal accueilli par le Conseil d'administration que celui du 25 septembre.

Des administrateurs ont été jusqu'à dire « que la meilleure « réponse à faire à l'intervention des actionnaires et aux in- « stances de la Commission, était d'exécuter les porteurs « d'actions de 250 fr. (par conséquent plus de la moitié des « actionnaires de la Compagnie). On se débarrasserait ainsi « des plus *criards*, des plus exigeants. L'exécution était la « meilleure réponse à faire à leurs prétentions de s'immis- « cer dans l'administration, et de faire des procès aux admi- « nistrateurs. »

Dans les circonstances où se trouvait la Compagnie, en présence des statuts, pouvait-on tenter d'une manière utile de vendre les actions en retard? Dans l'intérêt de la Compagnie, pouvait-on interdire l'entrée de l'Assemblée générale aux porteurs et aux acquéreurs des actions de 250 francs ?

MM. Hébert et Marie, avocats, tous deux anciens ministres de la justice, et les conseils judiciaires de la Cie, M. Jules Nicolet, avocat, M. Dillais, agréé, et M. Petit-Bergonz, avoué, ont été unanimes pour reconnaître que l'on ne pouvait exécuter les actions en retard sans un jugement, et que tant que les actions de 250 francs n'étaient pas définitivement annulées par la vente de leurs *Duplicata*, elles donnaient droit de faire partie de l'Assemblée générale et de représenter, avec quarante actions de 250 francs, une voix attribuée à vingt actions de 500 francs conformément à l'art. 26 des statuts.

D'après la même consultation, il n'était pas plus permis au Conseil qu'à l'Assemblée générale de diminuer le capital social, gage des obligations.

Lorsque ces opinions ont été développées au Conseil d'administration avec toute l'autorité qui appartenait à leurs auteurs, elles ont rencontré une majorité qui, de parti pris, et sous l'empire des ressentiments de l'Assemblée générale du 25 septembre, et des terreurs d'une nouvelle Assemblée, n'a pas hésité un seul instant à voter la ruine de plus de la moitié des actionnaires de la Compagnie, sans s'inquiéter d'entraîner probablement dans cette ruine tous les intérêts engagés dans la Société.

C'est en vain que le Président et le Vice-Président de la Compagnie, la majorité du Comité de Direction avaient demandé qu'avant toutes décisions l'on réunît aux conseils ordinaires de la Compagnie, et à MM. Marie et Hébert, les avocats qu'il plairait aux Administrateurs dissidents de choisir; la majorité a refusé obstinément cette réunion et cet examen. Elle savait que cette réunion rendrait impossibles ses projets de spoliation et elle s'est empressée de faire insérer au *Moniteur* (le 12 juillet) la déchéance de 54 841 actions non libérées.

La délibération prise par le Conseil, pour l'exclusion de plus de la moitié des actionnaires, est nulle, incontestablement; elle ne peut avoir pour effet que de rendre nulle également la prochaine Assemblée générale, si on persiste arbitrairement à n'y pas admettre 52 000 actions qui ont droit d'y figurer et, par conséquent, elle ne peut avoir pour effet véritable que de compromettre gravement les intérêts sociaux et de provoquer peut-être une liquidation désastreuse.

Ce sont précisément ces conséquences funestes qui ont dû préoccuper la Commission du 25 septembre et du 6 juin, et qui lui imposent l'obligation de remplir avec fermeté le mandat qui lui a été donné.

La Commission a protesté contre les mesures illégales prises pour la prochaine Assemblée générale, comme elle avait protesté déjà contre les actes déplorables du Conseil d'administration de la Compagnie. Aujourd'hui, elle croit obéir à son devoir en donnant aux documents qui suivent la publicité réclamée par la réunion du 6 juin.

L'intervention toute conciliante de la Commission n'ayant obtenu aucun résultat du Conseil, pas même une audience que les plus simples convenances ne permettaient pas de refuser, elle n'a d'autres moyens de remplir son devoir, que de réclamer des tribunaux, et des gouvernements, la protection aussi indispensable au salut des actionnaires, qu'à l'achèvement des chemins de fer de la ligne d'Italie.

(18 *novembre* 1861).

La Commission de l'Assemblée générale du 25 septembre 1860, dont le mandat avait reçu une éclatante consécration par le vote unanime de la réunion du 6 juin, la plus nombreuse de toutes les Assemblées d'actionnaires qui ont eu lieu jusqu'aujourd'hui, a vainement essayé de nouveau, après le 5 juin, d'entrer en communication avec le Conseil d'administration qui fonctionnait avant la nomination de la Commission officielle de séquestre.

Cet ancien Conseil d'administration, après avoir refusé d'étudier et d'écouter toutes les propositions qui maintenaient l'intégralité du capital et rendaient possibles les versements appelés, a commencé son œuvre de confiscation. Il a déclaré que l'on vendrait à la Bourse, le 6 août, toutes les actions qui n'auraient pas été libérées, et que, dans tous les cas, ces actions ne pourraient être reçues à la prochaine Assemblée générale.

Pendant plusieurs jours, l'on a vu la quatrième page des journaux remplie à grands frais par la liste de 50 000 condamnés. Dans l'état où est la Compagnie, menacée de déchéance en Suisse, en Italie et en France; après quinze mois d'interruption dans les travaux, il était bien évident qu'il n'y aurait pas de versements, il était bien plus évident encore qu'il n'y aurait pas d'acheteurs.

Qui pouvait songer à faire une semblable acquisition, lorsqu'il fallait dépenser ensuite, pour obtenir une action de cinq cents francs, la somme de trois cents francs avec laquelle on pouvait acheter à la Bourse deux actions libérées de cinq cents francs ?

Sans accuser personne, sans croire à d'étranges calculs dont se plaignaient hautement des actionnaires menacés, sans admettre la possibilité d'une manœuvre qui serait trop odieuse, il est bien certain que les administrateurs de la Compagnie pouvaient seuls acheter sans danger les cinquante mille actions, vendues en une seule Bourse pour quelques mille francs, puisque seuls ils étaient en mesure de faire cette acquisition, dont ils pourraient régler en temps utile le sort et les avantages.

La Commission du 25 septembre ne pouvait assister impassible et silencieuse aux actes successifs et étranges qui accompagnaient l'exécution projetée des 50 000 actions au 6 août : toutes les conséquences désastreuses de cette exécution, la diminution du capital, le remboursement des obligations, l'impossibilité de nouveaux appels, l'inachèvement de la ligne, la déchéance des concessions.

La Commission crut devoir s'adresser aux tribunaux et

aux autorités suisses. Dans l'appel protecteur qu'elle faisait aux magistrats et au gouvernement, elle rencontra, de la part de la majorité du Conseil d'administration, des résistances d'une violence tout à fait inusitée dans les annales des chemins de fer.

Toutes les intentions furent travesties, toutes les propositions de paix faites au nom des actionnaires furent dénaturées. Les membres du Conseil qui voulaient maintenir l'intégralité du capital, qui proposaient les modes de libération seuls possibles en raisons des circonstances, devinrent eux-mêmes l'objet des attaques les plus violentes.

Les administrateurs prodiguèrent l'argent des actionnaires pour faire une guerre acharnée aux intérêts les plus sérieux de la Compagnie, que ces administrateurs sacrifiaient à leurs calculs privés et à de petites compétitions pour obtenir les meilleurs places dans la Société. Ces administrateurs semblaient n'avoir qu'une idée fixe, la crainte d'être violemment destitués dans l'assemblée générale prochaine comme on avait déjà voulu le faire à l'Assemblée du 25 septembre. A tout prix, il leur fallait d'abord exclure de l'Assemblée générale les juges sévères, possesseurs des cinquante-deux mille actions qu'ils avaient voulu exécuter ; il fallait aussi échapper au contrôle des deux fondateurs qui ne voulaient pas laisser détruire leur œuvre, et qui ne laisseraient pas, sans résister énergiquement, consommer la ruine de tant d'actionnaires qui avaient eu confiance dans leur plans en apportant leurs capitaux à la Société.

Il ne pouvait plus être douteux que l'exécution des cinquante mille actions, en diminuant le capital social, conduirait à la restitution du montant des obligations, et par conséquent aux déchéances, à la suppression des payements des coupons, à la dépréciation ou plutôt à l'anéantissement des actions libérées, et par conséquent à la liquidation la plus désastreuse.

Les membres de la Commission du 25 septembre se sont

trouvés dans l'absolue nécessité de demander protection aux tribunaux et aux autorités gouvernementales, pour la sauvegarde de tous les intérêts compromis dans la Société qu'ils avaient mandat de défendre.

Un tribunal arbitral a été constitué à Genève. Il est intervenu dans cet arbitrage la plus étrange des sentences : il a été décidé que la confiscation prononcée par la majorité du Conseil serait nulle et non avenue; que l'Assemblée générale, dont les administrateurs avaient exclu les actions libérées, était aussi nulle et non avenue.

Mais cependant les arbitres déclaraient que la prochaine Assemblée générale serait composée comme celle qu'ils venaient d'annuler ; ils déclaraient aussi que les actions au porteur et définitives selon les termes des statuts n'étaient que des *commencements d'actions*, et ils confiaient aux soins des administrateurs qui avaient voulu les confisquer, le sort de ces mêmes actions.

Cette sentence illogique était, dit-on, l'œuvre de deux arbitres sur trois, de deux arbitres qui, dans des questions aussi compliquées, aussi étrangères à toutes leurs connaissances, n'ont accordé aux parties qu'une très-courte audience, interrompant les avocats, écourtant toutes les plaidoiries, refusant même la parole aux personnes les plus aptes à éclairer le débat.

Il est vrai que, pour compenser le silence qu'ils ont exigé dans cette courte audience, ils ont reçu des adversaires des actionnaires, de nombreuses notes, de nombreuses visites, assure-t-on.

Ces notes et ces visites sans contradicteurs ont pu facilement égarer leur religion; car les mêmes arbitres, en effet, malgré leurs pouvoirs expirés de fait par l'établissement du séquestre, malgré les protestations des avocats, ont depuis sans réunir les parties, sans entendre la défense des actionnaires lésés, sans appeler même les parties que les adversaires avaient mises en cause par de nouvelles conclusions, ont, dis-je, prononcé beaucoup trop à la hâte sur les intérêts les plus considérables, laissant à l'écart toutes les prescriptions du Code de commerce, méconnaissant les droits les plus élémentaires de la défense et montrant enfin, à leur insu, sans doute, faute d'un plus mûr examen, une partialité qui, par les circonstances de cette nouvelle sentence par défaut, infirme singulièrement la valeur d'une première sentence, heureusement non définitive.

La Commission du 25 septembre et les fondateurs de la Compagnie avaient réclamé du gouvernement du Valais, sa protection pour tous les intérêts engagés dans la Société. Par un premier arrêté, l'État avait interdit la violation des statuts et l'exécution précipitée des 50 000 actions au 6 août.

La majorité du Conseil ne voulut tenir compte ni des recommandations, ni des injonctions de l'État, elle poursuivit son œuvre de désorganisation et de ruine pour la Compagnie et tout Genève sait aujourd'hui avec quelle prodigalité et quel luxe de démarches et d'influence de publicité cette majorité de l'ancien Conseil s'est efforcée de tromper l'opinion publique, d'égarer les juges.

Toutes les tentatives de conciliation faites par le gouvernement ou les intéressés sont restées sans résultat, la majorité a poursuivi l'œuvre de ses ressentiments et des calculs privés.

L'administration de la Compagnie a été désorganisée, et l'anarchie a été jetée dans toutes ses branches, le désordre est devenu tel que le gouvernement suisse, qui a donné l'existence à la Compagnie, a cru devoir intervenir pour la sauver.

Les actionnaires ont tous lu sans doute ce remarquable Message voté à l'unanimité par le Grand Conseil et cet arrêté providentiel et si logiquement motivé qui peut seul arrêter la Société au bord de l'abîme où semblent vouloir la précipiter des administrateurs incapables et passionnés.

Le Gouvernement, en plaçant la Compagnie sous séquestre, a montré combien son unique préoccupation était le salut de tous les intérêts engagés dans la Compagnie, l'avenir et l'achèvement de la ligne entière.

Le choix même des membres de la Commission de séquestre démontrent ses intentions toutes protectrices. En effet, il a désigné 1° les deux fondateurs, aussi ardents défenseurs de tous les souscripteurs de la Compagnie qu'apôtres intrépides de l'achèvement de la ligne; 2° le Président de la Commission de l'Assemblée générale du 25 septembre, de la Commission que n'ont pu lasser jusqu'à ce jour les mauvais vouloirs, les procédés blessants des administrateurs et les difficultés de tout genre; 3° le possesseur du plus grand nombre d'actions libérées; 4° le financier habile qui a su créer dans le Valais une banque cantonale jouissant dans toute la Suisse de la même confiance que les banques des grands États.

Les administrateurs frappés de révocation par le message et l'arrêté de séquestre ont refusé de reconnaître une mesure qui sauvait la Compagnie de la déchéance.

Ils ont juré d'ensevelir la Compagnie sous les ruines plutôt que de renoncer à leurs émoluments et au maniement des millions de la Compagnie.

Ils ont organisé une assemblée d'actionnaires, ou plutôt un simulacre d'assemblée, presque entièrement composée d'actions trop crédulement confiées entre leurs mains.

Pour démontrer que la majorité n'était pas sérieuse, ne suffit-il pas d'indiquer que l'on a refusé d'y entendre aucun éclaircissement et que l'on a même laissé le président repousser et faire jeter dans la rue le message et l'arrêté de l'État tenant dans ses mains la déchéance de la Compagnie?

Depuis cette réunion où l'on a voté sans examen des modifications statutaires sans valeur et radicalement nulles puisque l'État les repoussait, les ex-administrateurs se sont livrés avec une véritable fureur et une prodigalité sans exemple à une étrange débauche de pamphlets, de mémoires, de publicité, à des désordres administratifs qui ont de plus en plus compromis la situation de la Compagnie.

Ces anciens administrateurs n'ont plus aucun pouvoir, la

Société ne peut vivre en France que de l'existence qui lui est faite au lieu même de sa constitution anonyme en Suisse. L'arrêté dit qu'en cas de résistance l'homologation de la Société anonyme sera retirée le jour même où la Société serait en liquidation.

Il n'est pas possible d'admettre que quelques administrateurs puissent ainsi, dans un intérêt privé, frapper de mort la Compagnie.

Il est temps que les actionnaires indépendants interviennent, et qu'ils mettent fin à une situation si déplorable.

Le Gouvernement suisse veut leur salut et l'achèvement de la ligne, c'est incontestable. Ce Gouvernement saura donner, il l'a déjà prouvé, une entière satisfaction aux deux grands États sur le territoire desquels se prolonge le réseau. Les actionnaires doivent se confier au Gouvernement qui les a déjà si énergiquement protégés contre leurs véritables ennemis.

Ils doivent grouper leurs actions et se faire représenter à l'Assemblée générale du 5 décembre; ils doivent réunir en faisceau les actions éparses, et ne pas oublier que chaque groupe de quarante actions de deux-cent-cinquante francs, ou de vingt actions de cinq cents francs donnent droit à une voix.

D'après les renseignements pris par la Commission du 25 septembre, tous les certificats de dépôt indiquant les numéros et signés par un officier ministériel, avec déclaration que ledit dépôt ne pourra être retiré avant l'Assemblée du 5 décembre, pourront donner le droit d'être représenté ou d'assister à la prochaine Assemblée générale.

Les actionnaires de province qui n'ont personne à Paris pour les représenter, peuvent y envoyer leur certificat de dépôt en y ajoutant les mots : *Bon pour pouvoir de me représenter à l'Assemblée générale du* 5 *décembre*, en adressant ce certificat avant la fin de novembre, aux membres de la Commission du 25 septembre, ou de la Commission de séquestre nommée par le Gouvernement, rue Drouot, 11.

Il importe que la plus grande union règne dans cette Assemblée, et c'est évidemment sous la direction des représentants du Gouvernement que cette union doit être organisée et employée au salut social.

Un jugement exécutoire, nonobstant opposition ou appel, vient de donner l'autorité de la chose jugée en France et en Italie, aux dispositions de l'arrêté qui met fin au pouvoir des anciens administrateurs et qui constitue comme seule légale et régulière l'Assemblée générale du 5 décembre prochain, composée de tous les propriétaires ou porteurs de quarante actions de deux cent-cinquante francs, ou de vingt actions de cinq cents francs.

A la veille de l'Assemblée générale qui doit décider de l'existence et de l'avenir de la Compagnie, la Commission du 25 septembre a pensé qu'il serait utile de mettre sous les yeux des actionnaires le procès-verbal de l'Assemblée générale du 25 septembre, celui de l'Assemblée du 6 juin et quelques pièces justificatives qui peuvent faire apprécier la situation.

Les autres pièces justificatives qu'il faudrait pouvoir encore placer sous les yeux des actionnaires, seraient les procès-verbaux du Conseil d'administration et du Comité de direction.

L'on y trouverait la preuve irrécusable que les intérêts sociaux ont toujours été sacrifiés aux calculs privés, aux ressentiments personnels, aux ambitions individuelles. On y trouverait la preuve que les droits des actionnaires et l'exécution du chemin ont été la moindre préoccupation de la majorité du Conseil, si sévèrement condamné par les considérants du message et de l'arrêté, voté à l'unanimité au grand Conseil suisse.

Ces procès-verbaux seront probablement livrés à la publicité. Il nous en a été donné connaissance, rue Drouot, n° 11, à l'Administration de séquestre des chemins de fer de la Ligne d'Italie.

On s'est demandé avec étonnement quel est le but que les anciens administrateurs poursuivaient dans leur résistance insensée. C'est en vain que les journaux de France ou de Suisse les ont sommés de dire les avantages qu'ils prétendaient obtenir pour la Société par la continuation de leur révolte.

Peuvent-ils supposer que, par leurs menaces et leurs insultes dirigées contre un Gouvernement souverain, ayant agi d'ailleurs dans la limite de ses pouvoirs et dans une pensée de protection, ils feront reculer ce gouvernement; qu'ils forceront le Grand Conseil, après son vote unanime, à s'incliner devant leur volonté, et qu'ils pourront déchirer l'acte législatif qui les révoque aussi facilement qu'ils ont fait jeter dans la rue, à la réunion du 28 septembre, les notifications du Gouvernement?

Pensent-ils qu'ils feront réformer, au gré de leur caprice, la législation d'un pays libre et souverain; qu'ils pourront, impunément et utilement pour eux, attaquer la magistrature de ce pays, et la représenter se liguant avec l'État dans un concert de surprise et de guet-apens judiciaire, pour faire déclarer exécutoire l'acte législatif voté à l'unanimité par le Grand Conseil?

Si la résistance et la révolte de ces anciens administrateurs devaient être maintenues, la Compagnie tomberait en déchéance et en liquidation. Comment ces administrateurs peuvent-ils supposer que les actionnaires accepteront ces périls et cette ruine pour maintenir quelques jours de plus au pouvoir les auteurs responsables de toute l'administration passée, ainsi que le proclame le message du Gouvernement suisse?

ASSEMBLÉE D'ACTIONNAIRES

DE LA

COMPAGNIE DES CHEMINS DE FER DE LA LIGNE D'ITALIE,

le jeudi 6 juin 1861, à 7 heures du soir.

Cette réunion est composée exclusivement d'actionnaires de la Compagnie, justifiant être porteurs d'au moins vingt actions de cinq cents francs ou de quarante actions de deux cent cinquante francs.

Ces justifications ont été vérifiées avant l'entrée dans la salle, par les soins de trois employés délégués à cet effet, et chaque actionnaire admis a signé une feuille de présence.

Il résulte de cette feuille de présence que quatre-vingt-onze actionnaires concourent à la réunion, et qu'ils représentent au total neuf mille deux cent vingt-cinq actions. Les porteurs d'actions libérées et d'actions non libérées paraissent en quantité égale.

A huit heures du soir, les membres de la Commission nommée par l'Assemblée générale du vingt-cinq septembre dernier prennent place au bureau, sous la présidence de M. Du Housset, leur président.

Le bureau appelle, pour se compléter, trois des plus forts actionnaires présents : MM. Vitu, Fasquelle et Léger répondent à cet appel et prennent place au bureau comme scrutateurs ou secrétaires.

Par suite, le bureau est ainsi composé :

M. Du Housset, Président.

M. Devaux, Secrétaire.

M. Letulle, Rapporteur.

Et MM. le comte de La Pierre et Blondeau, membres de la commission, Vitu, Léger et Fasquelle, Scrutateurs.

Deux sténographes sont adjoints aux secrétaires;

MM. le comte Adrien de La Valette, et Maurice Claivaz, administrateurs directeurs de la Compagnie, assistent à la séance.

M. le Président ouvre la séance, et dit que la nécessité de la réunion et son objet vont suffisamment être exposés par le rapport préparé par la Commission; il donne la parole à M. Letulle, qui lit le rapport suivant :

MESSIEURS,

La Commission de sept membres nommée dans votre Assemblée générale du 25 septembre dernier ne devait se retrouver devant vous qu'à une prochaine Assemblée générale régulière, à laquelle elle devait rendre compte du mandat qu'elle a reçu ; mais votre Conseil d'administration, au lieu d'exécuter les articles 26, 29 et 30 de nos Statuts, dont voici le texte :

Art. 26.

Art. 29. L'Assemblée générale est réunie *de droit* chaque année, au mois de juin, dans le lieu désigné par le Conseil d'administration, dans les États Sardes, en Suisse ou en France.

Art. 30. Les convocations seront faites par un avis inséré un mois avant l'époque de la réunion, dans deux journaux d'annonces, etc., etc.

Votre Conseil d'Administration, disons-nous, a fait publier dans les journaux l'avis suivant :

COMPAGNIE DES CHEMINS DE FER DE LA LIGNE D'ITALIE.

Le Conseil d'administration a l'honneur d'inviter MM. les actionnaires en retard dans leurs versements sur les actions de 250 fr. et sur les actions de 500 fr., à les effectuer dans le plus bref délai, faute de quoi ils seraient exposés aux conséquences de l'article II des statuts de la compagnie qui autorise le Conseil d'administration à faire procéder à la vente de leurs actions.

Et en même temps une proposition était faite au sein du Conseil d'administration pour pousser jusqu'à ses dernières limites l'accomplissement du projet révélé par cette publication, et pour exclure de la prochaine assemblée générale plus de cinquante mille actions, avant même la vente de ces actions, impossible, d'ailleurs, sans jugement.

Convoquée d'urgence, votre Commission a d'abord fait signifier par huissier, à tous les Membres du Conseil d'administration, l'acte dont voici le texte :

Que les requérants apprennent avec étonnement que la proposition aurait été faite dans le Conseil d'administration de mettre en vente les titres des actions non entièrement libérées ; que le vote sur cette proposition n'aurait été retardé que par un appel aux membres absents, et que la délibération définitive serait indiquée pour un jour très-prochain;

Qu'une pareille mesure, que les requérants considèrent d'ailleurs comme légalement impraticable, serait en contradiction flagrante avec la volonté manifestée par les actionnaires le 25 septembre dernier, lorsqu'ils ont nommé une Commission chargée d'étudier, avec le Conseil d'administration, le moyen de transformer le capital social, ce qui ne peut avoir lieu qu'à condition de ne pas diminuer ce capital;

Que les membres de cette Commission savaient bien par la difficulté et l'insuffisance de leurs rapports avec le Conseil d'administration, par le refus systématique du Conseil de toutes communications et de tous éclaircissements, seule cause du retard des travaux de la Commission, qu'une partie des membres du Conseil est hostile à la mesure arrêtée par les actionnaires, parce qu'elle est sans doute contraire aux intérêts particuliers de ces membres;

Mais que les requérants n'auraient pu imaginer que le Conseil osât pousser le dédain de la volonté de ceux dont il administre la chose, et l'oubli de sa propre responsabilité, au point de vouloir anéantir, au moyen d'une fiction de vente (la vente réelle étant impossible en fait comme en droit), une partie considérable du capital social;

Qu'il est du droit et du devoir de la Commission de protester, au nom des intérêts qu'elle représente, contre l'illégalité d'une telle mesure, alors surtout qu'elle serait prise dans un moment où, par le fait de la mauvaise administration de l'affaire sociale, les actions qu'il s'agissait de vendre sont dépréciées au point de ne pouvoir trouver preneur;

Que le Conseil d'administration n'ignore pas qu'il existe un moyen de sortir de la désastreuse situation actuelle, par une transformation, sans diminution du capital, et à la satisfaction de tous les intérêts engagés; que la Commission entend proposer l'adoption de ce moyen à l'Assemblée générale des actionnaires; mais que le Conseil se refuse à étudier ce moyen, et qu'il néglige même de convoquer l'Assemblée générale qui doit se réunir de droit (art. 29 des statuts) au mois de juin de chaque année, ne fût-ce que pour la consulter sur une question qu'il préfère trancher lui-même, au risque de ce qui peut en advenir;

Que dans une situation aussi violente et qui met des fortunes en péril, les requérants font défense expresse aux membres du Conseil d'administration de prendre aucune délibération qui tendrait à la mise en adjudication de tout ou partie des actions non libérées, avant que l'Assemblée générale ait été consultée, à peine de nullité de telles délibérations et de tout ce qui pourrait s'ensuivre, et de tous dommages-intérêts à réclamer personnellement et solidairement contre les membres du Conseil;

Déclarant auxdits membres que la Commission ne peut conserver plus longtemps la responsabilité qu'ils voudraient faire peser sur elle, et que c'est aux actionnaires eux-mêmes qu'elle va en appeler, pour qu'ils aient à aviser aux mesures à prendre pour éviter que leur volonté soit méconnue et leurs intérêts sacrifiés.

Puis votre Commission a pris d'urgence l'initiative de la convocation qui vous réunit, et elle est heureuse de constater que, malgré le si court délai dont elle pouvait disposer, vous ayez répondu en aussi grand nombre à son appel.

Vous savez tous, Messieurs, que l'article 14 de la loi du 17 juillet 1856, sur les Sociétés par actions, autorise même un simple actionnaire à faire appel à tous ses cointéressés : c'est donc très-légalement que vous voici réunis; et si les décisions que vous allez prendre ne peuvent avoir la même force exécutoire que celles adoptées en Assemblée générale, il sera impossible tout au moins de leur dénier la valeur morale qui s'attache toujours aux délibérations d'une Assemblée nombreuse et éclairée, et à laquelle (nous ne saurions trop insister sur ce point) nous avons appelé et admis, sans exception ni exclusion, tous les intéressés, que l'article 26 de vos Statuts désigne pour former une Assemblée générale régulière en justifiant qu'ils sont porteurs du nombre d'actions fixé par cet article 26, c'est-à-dire d'au moins 40 actions de 250 francs ou 20 actions de 500 francs [1].

La légalité de la présente réunion une fois bien constatée, il nous reste à émettre un désir que votre sagesse va rendre superflu, nous n'en doutons pas : quelles que soient les explications, les discussions même qui vont surgir, nous demandons qu'avant tout elles soient échangées avec ce calme, cette modération qui sont le meilleur appui du bon droit, avec ces formes parlementaires qui font la force des grandes réunions; et, précisément parce qu'aucun de nous n'a ici d'autorité sur personne, il convient que tous et chacun prêtent à l'ordre, à la bonne direction de cette séance, un sage et bienveillant concours, et nous arriverons ainsi avec sûreté aux solutions utiles que nous cherchons. (Très-bien! Très-bien! Vifs applaudissements.)

La création de la Compagnie anonyme des chemins de fer de la ligne d'Italie par la vallée du Rhône et le Simplon remonte à 1855; un décret du gouvernement du Valais du 27 avril 1856 a homologué ses Statuts, qui ont créé un capital de 25 millions de francs, divisé en 100 000 actions de 250 francs; plus tard, une addition aux Statuts, sur laquelle nous reviendrons, pour en examiner la légalité, a porté ce capital à 60 millions, et les actions à 500 francs chacune.

Mais aucune portion de ce capital supplémentaire n'a été appelée en actions; par conséquent *aucune action nouvelle* de 500 francs n'a été émise; mais l'élévation du chiffre des actions à 500 francs a conduit la Compagnie à commencer l'opération du retrait des anciens titres, et contre *deux actions* de 250 francs, elle a délivré *une action* de 500 francs; mais c'est à peine si on est jusqu'ici arrivé à délivrer 2000 actions de 500 francs contre 4000 actions de 250 francs.

La plus grande partie du capital est donc toujours divisée en actions de 250 francs; et il nous paraît indispensable, pour éclairer vos esprits sur l'appréciation des diverses mesures qui vont être discutées devant vous, que nous vous fassions connaître la véritable situation et la répartition de votre capital souscrit, en chiffres qui ne seront pas contestés, car ils sont extraits d'un Rapport officiel adressé par la Compagnie au Gouvernement français, il y a quelques mois, en lui demandant une nouvelle concession dans le Chablais.

Capital appelé.............................. 25,000,000 fr.
Actions émises..................... 100,000

89,233 actions ont effectué les 1er, 2e et 3e versements.
8,000 — ont été souscrites par le canton du Valais.
2,767 — n'ont pas effectué de versement.
100,000

1. Art. 26. L'Assemblée générale, régulièrement convoquée, représente l'universalité des actionnaires; elle se compose de tous les titulaires ou porteurs de vingt actions de 500 francs ou de quarante actions de 250 francs.

Situation des 89 233 *actions qui ont fait les premiers versements :*

37 109	libérées de	250 fr.	ont versé	9,277,250	redoivent	» »	
47	—	225	—	10,575	—	1,175	
7,287	—	200	—	1,457,000	—	364,250	
8,493	—	150	—	1,273,950	—	849,300	
36,299	—	100	—	3,629,900	—	5,444,850	
89,233				15,648,675		6,659,575	22,308,250
				9,276,250		15,648,675	
				6,372,425			

Ce que nous recommandons à votre attention dans ces chiffres nombreux, difficiles à retenir à une première lecture, c'est ceci :

A savoir : 1° Que si le chiffre des actions libérées est de 37 109,

Celui des actions non libérées entièrement est de 52,124 ;

2° Que si les actions libérées ont fait entrer dans la caisse sociale 9,277,250 francs,

Les actions non encore libérées entièrement ont cependant déjà versé dans votre caisse 6,372,425 francs.

La loi que votre Commission s'est imposée de garder sur toutes choses, dans cette réunion, une modération et une réserve que vous apprécierez, nous oblige à glisser rapidement sur ce qui s'est fait, et surtout sur ce qui ne s'est pas fait, au sein de notre Société, pendant les quatre années qui ont suivi sa constitution : car il nous tarde d'arriver au 25 septembre 1860, date de votre dernière Assemblée générale.

Cette Assemblée avait fait concevoir les plus brillantes, et l'on devait le croire, les plus légitimes espérances sur l'avenir et la prospérité de cette grande ligne internationale.

Il semblait qu'il n'était plus possible de mettre en doute les garanties et les avantages assurés aux intérêts engagés dans cette Compagnie. Une nouvelle section venait d'être ouverte : 64 kilomètres étaient en exploitation. Chaque nouveau bulletin de recettes accusait un accroissement marqué, et démontrait les ressources d'un transit local progressif qui devenait un fructueux appoint aux richesses du grand transit international entre l'Italie, la Suisse et la France.

Le Chablais venait de nous être rendu, et cette réunion, qui plaçait sur le territoire français 80 kilomètres du réseau de la ligne d'Italie, assurait à notre Compagnie une place importante parmi les grandes voies ferrées de l'Europe.

Les administrateurs délégués par le Conseil, pour conclure avec le Gouvernement français toute convention relative au Chablais, avaient été autorisés à dire à l'Assemblée que l'Empereur voulait l'exécution de notre chemin et que son Gouvernement, en le déclarant d'utilité publique, assurerait à la Compagnie tout l'excédant des dépenses qui ne serait pas couvert par les revenus de la ligne sur le territoire français.

Ce puissant concours n'avait pas seulement pour résultat de souder directement la ligne d'Italie aux voies ferrées françaises, il assurait encore à la Compagnie l'avantage de lui épargner les principales dépenses sur 80 kilomètres du réseau.

Ce concours avait aussi pour conséquence de rendre possible le recouvrement du complément nécessaire au capital de toute la ligne.

La Compagnie avait alors à sa disposition 15 millions de capital; et les facilités que ce concours nous assurait de recouvrer les versements en retard nous permettaient, les Statuts à la main, de réaliser en outre 9 millions d'obligations nouvelles.

C'était donc environ 30 millions que la Compagnie pouvait employer pour achever son œuvre et pour construire toute la partie du réseau mise à sa charge, moins la traversée de la montagne que la Compagnie n'avait jamais entendu prendre à sa charge, mais pour laquelle elle pouvait obtenir bientôt des gouvernements intéressés, la France, la Suisse et le Piémont (aujourd'hui le royaume d'Italie), une même déclaration, décidant ce passage comme *œuvre d'utilité publique*. Il était permis de compter sur un concours plus direct et plus complet que pour le chemin de fer du Chablais, et d'espérer le percement entier du Simplon aux frais des États intéressés, comme pour le passage du Mont-Cenis.

A cette même époque de l'Assemblée générale du 25 septembre, l'État du Valais, qui avait accordé à la Compagnie ses premières concessions, qui avait consacré son existence légale comme Société anonyme, venait de donner aux actionnaires les assurances les plus solennelles de sa protection et de sa bienveillance pour l'achèvement de l'œuvre commune.

Tout semblait donc se réunir au 25 septembre pour démontrer que la Compagnie possédait les plus heureux éléments de prospérité et qu'elle était arrivée à cette période où les grandes entreprises, ayant conquis la faveur publique, appellent l'attention des placements sérieux et les calculs des spéculateurs intelligents.

Qui pouvait donc arrêter la Compagnie dans sa marche? quels obstacles pouvaient rendre désormais stériles tant de précieux éléments de prospérité?

C'est la demande que tous les intéressés dans la Compagnie ont dû se faire en écoutant les rapports présentés à la dernière Assemblée générale, et en lisant les notes publiées par les journaux sur l'avenir de la Compagnie.

Comment concilier les faits et les appréciations de ces bulletins et de ces rapports officiels avec la triste réalité des titres dépréciés; comment expliquer ce discrédit progressif, en regard du développement de toutes les ressources du réseau?

La pensée de la ligne d'Italie grandissait toujours dans l'opinion publique, dans les sympathies des populations qu'elle devait desservir, dans la conviction des gouvernements qui voulaient la protéger. Les seuls obstacles au développement de l'entreprise, il faut le dire, étaient à l'intérieur, au sein des pouvoirs qui avaient le mandat et le devoir d'écarter et de vaincre tous les obstacles.

Avant l'Assemblée générale du 25 septembre, l'on savait déjà que des dissidences regrettables au sein du Conseil d'administration paralysaient la marche de la Société, et c'est à ces dissidences que l'on attribuait principalement la dépréciation des titres de la Compagnie et son discrédit, malgré ce concours puissant et inespéré donné par les événements qui avaient rendu la Compagnie à moitié française.

Les actionnaires qui ont assisté à la dernière Assemblée générale sont en mesure d'apprécier la nature de ces déchirements intestins et le secret des obstacles qui ont paralysé les efforts des fondateurs de la ligne d'Italie. Ils ont pu se convaincre qu'il y avait dans le Conseil deux partis opposés : l'un ayant conçu le projet du réseau de la ligne d'Italie, qui en poursuivait avec persévérance les développements ; qui réclamait et obtenait le concours des gouvernements intéressés, et qui voulait de toutes ses forces l'achèvement rapide de la ligne; l'autre qui semblait avoir pris à tâche de tout entraver, de tout ajourner, d'empêcher l'exécution de la ligne, de maintenir le plus longtemps possible des capitaux considérables en caisse, comme si l'entreprise du chemin de la ligne d'Italie n'était pour lui qu'un prétexte d'exercer une domination dans un intérêt personnel, qu'un moyen d'administrer le plus longtemps possible de grands capitaux.

Nous avons vu, à la dernière Assemblée générale, les représentants du gouvernement du Valais prendre résolûment sous leur protection les administrateurs formant le premier parti et donner à leurs efforts un solennel témoignage de bienveillante approbation.

Nous avons entendu le blâme sévère que les représentants des gouvernements ont formulé contre les administrateurs du second parti, qui semblaient un obstacle permanent au développement et à la prospérité de notre chemin, et qui venaient, à l'Assemblée même, de donner la plus triste et la plus éclatante preuve de leur incurie et de leur mépris pour les intérêts sociaux, en votant contre toute subvention de la part du Gouvernement français.

Mais c'est trop vous dire ce que nous avons éprouvé, les impressions qui nous ont frappé à cette Assemblée générale; et comme beaucoup d'entre vous n'y assistaient pas, et qu'ils ont besoin d'éclairer aussi leurs convictions, nous vous devons autre chose que nos appréciations personnelles. Voici le texte même du procès-verbal de cette réunion du 25 septembre 1860 :

Ici M. le Rapporteur invite M. le Secrétaire à donner lecture de ce procès-verbal.

M. LE SECRÉTAIRE fait remarquer que la lecture de ce procès-verbal sera très-longue.

Un membre demande qu'il soit lu après le rapport de la Commission.

M. le Rapporteur insiste pour que cette lecture ait lieu immédiatement.

M. LE PRÉSIDENT : le mandat donné à la Commission émane de l'Assemblée générale du 25 septembre, et il est peut-être utile de faire connaître aux actionnaires qui n'étaient pas à Genève le 25 septembre, dans quelles circonstances et dans quelles intentions cette Commission a été nommée.

Ce procès-verbal peint mieux que toutes les appréciations, la nature des obstacles qui entravent la marche de la Compagnie; et sa lecture est même devenue indispensable en présence d'une sommation adressée par huissier, dès l'ouverture de la séance, au Président.

Plusieurs membres : Lisez! lisez!

M. LE RAPPORTEUR : En prenant connaissance de ce procès-verbal, tous les membres de la réunion comprendront mieux la suite du rapport de la Commission.

Plusieurs voix : Vous êtes les meilleurs juges de ce qui convient. Lisez! lisez!

M. LE PRÉSIDENT : L'Assemblée paraît unanime pour demander cette lecture.

Il est donné lecture du procès-verbal, qui provoque à plusieurs reprises dans l'Assemblée des marques d'hilarité, d'étonnement ou d'indignation.

(Voir aux pièces justificatives, procès-verbal de l'assemblée générale du 25 septembre 1860).

Cette lecture est suivie d'une longue agitation.

M. le Président réclame le silence en recommandant à l'Assemblée le plus grand calme.

La parole est au Rapporteur de la Commission.

Il n'est, dit-il, aucune partie, aucun détail de cette étrange séance du 25 septembre, vous le voyez, Messieurs, qui ne porte avec soi de graves enseignements...

....

Mais je suspens encore la continuation du rapport pour y introduire un fait tout nouveau : car il faut vous dire qu'à l'entrée de cette salle votre président a été salué par la visite d'un huissier, qui s'est contenté d'ailleurs de protester contre la réunion actuelle.... Comment, c'est lorsque les intérêts les plus graves de la Compagnie sont mis en péril, c'est lorsque l'on veut diminuer le capital social, compromettre par des mesures imprudentes, des décisions passionnées, des actes insensés, tous les intérêts engagés, que les mandataires des actionnaires voudraient leur interdire de se réunir et de s'occuper en commun des moyens de salut!

M. DE LA VALETTE. La majorité de la direction proteste à son tour contre cet acte. Les actionnaires ont bien certes le droit de se réunir pour s'occuper de leurs intérêts.

UN MEMBRE. Le Conseil est donc divisé au sujet de cette réunion. (Agitation.)

M. DE LA VALETTE. La majorité de la direction, qui d'ailleurs n'a pas même été consultée au sujet de cet acte extra-judiciaire, ne saurait l'approuver. En se rendant à l'invitation de la Commission, les deux membres du Comité qui forment cette majorité croient remplir leurs devoirs de mandataires.

Ils ont placé l'accomplissement de ce devoir avant toute autre considération. (Vives marques d'approbation.)

Plusieurs actionnaires : Il faut d'autres administrateurs.

M. LE PRÉSIDENT. Permettez, Messieurs, que l'on achève la lecture du rapport, sans quoi nous risquerions de reproduire cette confusion dont nous avons vu tout à l'heure le si étrange spectacle dans le procès-verbal qui vous a été lu, et nous n'arriverions à rien. L'ordre et la modération maintenus dans cette réunion seront les meilleures réponses aux défenses et protestations des administrateurs qui ont créé le désordre au 25 septembre. L'ordre et le calme sont également indispensables pour arriver à un résultat honorable, légal et fécond.

UN ACTIONNAIRE. Je demande à M. le Président de vouloir bien lire la protestation des administrateurs.

UNE VOIX. Cet exploit n'a pas dû vous surprendre, vous aviez déjà reçu, par les journaux, un premier avertissement. Nous y avons tous lu une note annonçant que le Conseil d'administration était étranger à l'avis relatif à la réunion d'aujourd'hui, et protestant contre la convocation adressée aux actionnaires sans sa participation. Personne cependant ne pouvait se méprendre sur l'origine de la convocation. Pourquoi ce désaveu? Le Conseil d'administration a-t-il donc la prétention d'empêcher les actionnaires de se réunir?

M. LETULLE. Il était bien évident que la convocation n'avait pas été faite au nom du Conseil d'administration. Il suffisait de la lire pour s'en convaincre.

UN MEMBRE. Est-ce le Conseil d'administration tout entier qui proteste contre notre réunion? Où l'huissier a-t-il pris ses pouvoirs? A la requête de qui agit-il? Est-ce que l'exploit ne contient pas les noms de ceux qui l'ont requis? Il importe aux actionnaires de savoir quels sont, dans le Conseil, les adversaires du droit commun des actionnaires, les ennemis de la chose sociale.

M. LE PRÉSIDENT. Nous entendrons tout à l'heure les explications qui seront sans doute données si l'Assemblée le désire. Pour le moment, je crois qu'il convient de continuer la lecture du rapport. (Oui! oui!)

RAPPORT DE LA COMMISSION

NOMMÉE PAR L'ASSEMBLÉE GÉNÉRALE DU 25 SEPTEMBRE 1860.

M. LE RAPPORTEUR, continuant :

Il n'est aucune partie, aucun détail de cette étrange séance, vous l'avez vu, Messieurs, qui ne porte avec soi de graves enseignements ; et nous pouvons dire, dès à présent, que ces enseignements seront complétés par tout ce que nous aurons à faire connaître à la prochaine Assemblée générale, sur ce qui s'est passé depuis septembre 1860 au sein de ce Conseil d'administration, défenseur né des intérêts de tous, mais qui, à part d'honorables exceptions que nous serons heureux de vous signaler, semble s'être donné l'incroyable mission de compromettre partout et toujours ces intérêts sacrés, et jusqu'à l'existence même de la Compagnie.

Qu'il nous suffise, quant à présent, de vous apprendre qu'au mépris de votre mandat du 25 septembre, le Conseil d'administration, dont la majorité s'est trouvée modifiée par des additions très-contestables au point de vue de la légalité, s'est refusé à toute communication, à toute conférence avec nous ; que cet étrange refus a été maintenu malgré l'insistance du Président, du Vice-Président du Conseil et de la majorité du Comité de direction ; et qu'il nous aurait placés dans l'impossibilité absolue de remplir notre mission, si nous n'avions trouvé dans la majorité du Comité de direction, institué aussi par vos statuts, un appui loyal et un concours efficace.

La majorité actuelle du Conseil d'administration, pour dédaigner de s'occuper de nous, a trouvé un étrange prétexte.

« Notre nomination, a-t-elle dit, a été entachée d'illégalité ; l'Assemblée générale du 25 septembre n'avait pas le pouvoir de nous donner la mission que nous entendions remplir, car cette mission n'avait pas été prévue et inscrite à l'ordre du jour. »

Mais l'ordre du jour dont on parle ne prévoyait pas non plus que l'Assemblée dût s'occuper de confirmer la nomination de quatre nouveaux administrateurs. Pourquoi donc ceux de ces nouveaux membres qui ont depuis fait défection aux principes qu'ils ont votés avec vous le 25 septembre 1860, et qui ont fait avec vos adversaires une alliance dont nous aurons peut-être à dévoiler les mystères, n'ont-ils pas résigné leurs fonctions qu'ils ne devraient qu'à un vote illégal?

C'est qu'en réalité tout ce qui a été fait, décidé et voté le 25 septembre 1860, a cette imposante majorité de plus de *cent* voix constatée par le procès-verbal qui vous a été lu, était marqué du sceau de la plus parfaite légalité; vous étiez *en session ordinaire*, pour parler le langage du droit, car vous teniez la séance annuelle impérieusement exigée par l'article 29 de vos statuts, et les articles 36, 37 et 44 ne laissent aucun doute sur l'incontestable régularité de tout ce que vous avez voté.

Ce n'est pas le moment de vous démontrer comment, sur 391 voix formant l'assemblée, les 143 voix qui ont voté contre la subvention du Gouvernement français étaient toutes les voix confiées ou appartenant aux administrateurs qui attaquent cette Assemblée et semblent poursuivre la ruine de la Compagnie.

Les représentants du gouvernement suisse n'ont-ils pas d'ailleurs sanctionné la légalité des délibérations de cette Assemblée du 25 septembre!

Et puis ce n'est pas à l'arbitraire de tout ou partie de vos administrateurs, qui après tout ne sont que vos mandataires salariés (bien! très-bien!), qu'il est permis de statuer sur le mérite de vos délibérations; leur devoir est de les exécuter, dès qu'elles sont votées par le pouvoir souverain, et si leur conscience y répugne, une seule voie leur est ouverte sur deux: *se retirer* ou *saisir la justice de la validité de vos actes:* mais, à aucun titre et sous aucun prétexte, il ne leur appartient de substituer leur volonté à la vôtre qui pour eux est et doit toujours rester souveraine. (Approbation marquée.)

Notre rapport, à la prochaine Assemblée générale, traitera avec plus de détails ces différents points si importants qu'il convient de réserver, quant à présent, pour arriver à d'autres sujets plus urgents.

Nous voulons parler de ce que l'on a improprement appelé parfois *la Conversion des titres non libérés.*

Certes, il est impossible de nier que la question des actions en retard soit une question bien délicate pour la Compagnie. Elle touche à trois intérêts qui semblent au premier abord inconciliables : *Les actionnaires ayant rempli tous leurs engagements; les actionnaires en retard et les porteurs d'obligations;* à trois intérêts cependant qui sont unis par un lien si intime qu'ils ne peuvent être séparés sans être gravement compromis, et qui par conséquent réclament votre plus sérieuse attention.

La Commission, vous l'avez déjà compris, Messieurs, n'exclut ici, ne déserte aucun de ces intérêts: élue par une assemblée de porteurs d'actions libérées et non libérées, son devoir est de faire passer sous vos yeux, avec la plus entière impartialité, toutes les raisons que chacun, dans l'ordre de ses idées et de ses intérêts, a cru pouvoir émettre.

Mais tout d'abord donnons la priorité à celles de ces raisons qui traitent de l'opportunité de la mesure.

Si l'administration de notre Compagnie n'avait jamais rien laissé à désirer, si aucun grief ne pouvait être élevé contre elle, si elle avait toujours rempli ses promesses, si une direction irréprochable eût présidé à tous ses actes, ce serait déjà une question bien grave et bien difficile à résoudre que celle de savoir si 37 109 actions libérées doivent s'arroger le droit d'anéantir par une exécution brutale 52 124 actions qui sont seulement en retard de quelques versements, et qui déjà ont fourni à la caisse sociale près de moitié de son actif. Mais combien ne doit-on pas hésiter à adopter de pareilles mesures, dans la situation que nous occupons et lorsque le contrat primitif, changé radicalement, fournit aux actionnaires en retard des motifs si plausibles de résistance.

Eh! d'abord la Compagnie n'a aucun besoin d'argent; elle a jusqu'à 10 ou 12 millions inoccupés dans les mains de l'un de ses administrateurs; et lorsqu'enfin, par des décisions énergiques, vous aurez forcé la main à cette résistance que rencontre chez vos propres administrateurs l'exécution matérielle de votre réseau, vous aurez là des ressources pour deux ou trois ans.

Aussi, et précisément pour ne pas recourir à un moyen odieusement ruineux pour tant de familles, et en même temps sans efficacité, notre Compagnie a-t-elle préféré recourir à la voie de l'emprunt qui lui a si bien réussi, et qui l'a déterminée à toutes ces résolutions prises dans l'Assemblée générale du 25 septembre 1860, dont nous avons démontré tout à l'heure l'inattaquable régularité.

Et votre Conseil d'administration, pour qui les contradictions paraissent si familières, annonçait depuis cet emprunt au gouvernement français, qu'au moyen de la subvention espérée, il pourrait obtenir le recouvrement des versements en retard et compléter, par conséquent, un capital social, conforme aux statuts, conforme aussi aux intentions manifestées par le ministre des travaux publics.

Il n'y a donc aucune raison pour revenir sur ces déterminations antérieures.

Encore moins ce droit, s'il existait, pourrait-il être exercé par vos mandataires, avant que vous, de qui découle la souveraine puissance, vous ayez clos, par votre arrêt, l'examen auquel vous avez voulu vous livrer par votre décision du 25 septembre 1860.

Et alors que c'est précipitamment, en retardant à dessein votre réunion annuelle que les statuts fixent de plein droit *en juin*, que vos mandataires salariés veulent s'arroger le droit de trancher, sans vous et contre vous, une question qui met en péril les droits de 52 124 actions, et qui confisquerait, qui spolierait 6 371 425 fr., auxquels nous, n'avons aucun droit, il n'est pas téméraire de dire qu'une telle prétention dépasse les limites de la justice, de l'équité et qu'elle dépasse même les limites du bon sens. (Très-bien ! très-bien !)

Et en effet, réservant la question pratique de l'exécution elle-même, dont tout à l'heure l'impossibilité absolue sera démontrée, supposons un moment que nous ayons le droit de faire exécuter nos cointéressés. Voyons froidement quels résultats nous obtiendrions.

Sur les 52 124 actions de 250 fr. qui sont en retard pour leurs versements, il y en a 36 299 qui n'ont versé que 100 fr.

Supposons que le Conseil d'administration impose à ces 36 299 actions sa décision qui les réduit à moitié en nombre, en les portant à 500 fr. chacune en chiffres: il en résultera que chaque action de

500 fr. est aujourd'hui libérée de 200 fr. seulement, et qu'elle sera débitrice de 300 fr. envers la Société.

L'exécution projetée ne peut donc avoir qu'un but, c'est probablement de faire rentrer à la caisse sociale, par une vente, les 300 fr., dont chaque action reste débitrice.

Or, les actions libérées de 500 fr. ne valent aujourd'hui que 150 fr. environ.

Personne ne versera donc 300 fr. pour libérer *une seule action de* 500 fr., quand avec pareille somme on obtiendrait sur-le-champ 2 actions entièrement libérées.

Donc la vente ou l'exécution ne peuvent conduire à aucun résultat favorable pour la Compagnie.

L'on a prétendu que l'exécution des actionnaires en retard et la confiscation du capital versé par eux profiteraient aux actions libérées. Est-ce donc pour obtenir un semblable résultat, que l'on accepte à la hâte les plus déplorables circonstances, avant même d'avoir la réponse du gouvernement français! la prolongation des délais en Suisse et la régularisation des concessions en Italie.

Votre Commission est d'avis que le but est manqué.

Le trouble que l'on jette aujourd'hui dans la Compagnie est un préjudice fait gratuitement à tous les intérêts engagés dans la ligne d'Italie.

Espérons cependant encore que cette mesure d'exécution n'a point pour mobile le ressentiment des échecs subis à l'Assemblée du 25 septembre, la crainte d'une prochaine Assemblée générale trop nombreuse, trop sévère, et que les conseils de la logique, de l'équité, du bon sens ne seront point repoussés.

Les actions de 250 fr. ne sont pas cotées; elles ne peuvent être cotées, parce qu'elles ne sont pas libérées et qu'elles ne s'élèvent pas à 500 fr.; elles ne peuvent donc être vendues à la Bourse; dans l'état actuel, c'est un jugement seul, un jugement définitif qui peut permettre la vente; mais contre qui l'obtenir? L'article 7 des statuts libère les souscripteurs, pour ne laisser peser l'engagement que sur l'action elle-même.

Et puis si l'on obtient ce jugement et qu'on veuille l'exécuter, le cahier des charges de la vente devra contenir l'obligation de verser 300 fr.; où sera l'acheteur?... La Compagnie achètera, dit-on; mais la Compagnie ne peut prendre l'obligation de verser 300 fr.; alors dit-on, elle anéantira l'action mise en vente; mais cette suppression est impossible, puisqu'elle réduirait votre capital à 16 millions, alors que vous n'avez obtenu l'émission de vos 15 millions d'obligations, qu'en affirmant que 25 millions de votre capital étaient placés. La Compagnie se trouverait donc immédiatement en face des porteurs de ses obligations, qui réclameraient à la Compagnie et aux administrateurs responsables d'une faute lourde et d'une allégation inexacte le remboursement de leurs versements.

Et les spoliés, les expropriés, croyez-vous qu'ils se laisseront dépouiller impunément de 6 millions et demi que vous avez reçus d'eux? Ils sont en retard, dira-t-on, ils ont manqué à leurs engagements! Mais vous, MM. les administrateurs, n'avez-vous rien promis, ne vous êtes-vous engagés à rien vis-à-vis de ces 52 124 actions? Avez-vous tenu toutes vos promesses? Avez-vous rempli vos engagements? Et vous êtes déjà en face de protestations d'actionnaires libérés, en face des plaintes des actionnaires non libérés, en présence des demandes de restitution des versements, si vous diminuez le gage des obligationistes. Vous êtes en présence de cinq à six procès; vous avez perdu l'un de ces procès avec l'un des actionnaires les plus importants de la Compagnie. Après être resté si longtemps dans l'oubli des intérêts sociaux, vous vous êtes lancés dans l'inconnu et vous marchez vers une liquidation, vers un désastre complet. Mais si vous oubliez aussi facilement vos engagements de protéger tous les intérêts engagés dans la Compagnie, pensez-vous donc que toutes les victimes de vos mesures ruineuses ne sauraient pas bientôt vous rappeler à vos devoirs et vous demander compte des préjudices causés? (Vives marques d'approbation.) Oui! tous les intérêts engagés dans la Compagnie seront compromis et anéantis peut-être dans la voie funeste où vous nous conduisez : car de tous côtés voici la perspective que nous offre votre incroyable prétention : *Procès* avec 52 124 actions, *Procès* avec 15 millions d'obligations, et, par mesure provisoire, saisies-arrêts, entre les mains qui les détiennent, sur les 15 millions empruntés à des conditions dolosives; et au milieu de ces conflits, de ces luttes, que deviendra la Société, que deviendront les intérêts des actions entièrement libérées?... La Compagnie se trouvera en face d'une liquidation, le gouvernement français refusera son concours; le gouvernement suisse mettra la main sur les chemins exécutés; le capital en caisse ne suffira plus même pour rembourser les obligations au prix d'émission, et les actions de 500 fr. tomberont au-dessous de la valeur actuelle des actions de 250 fr., car elles seront réduites à zéro.

Ce sont donc des ruines pour tous que vous accumuleriez, et ce serait la juste punition du cupide désir de confisquer les 6 millions et demi de vos co-intéressés.

Ces raisons péremptoires avaient déterminé la sage majorité de votre Assemblée du 25 septembre 1860 à investir une Commission du soin de rechercher et d'adopter avec le Conseil d'administration les moyens de concilier et sauvegarder tous les intérêts.

Qui a donc autorisé le Conseil à méconnaître les vœux de cette Assemblée, à désobéir à ses prescriptions, à refuser même tout rapport avec votre Commission?

Vous savez déjà, Messieurs, que le refus de concours du Conseil d'administration a rendu nos travaux difficiles; mais notre persévérance et l'appui de la majorité du Comité de direction et de quelques membres du Conseil d'administration nous permettront d'arriver enfin à pouvoir soumettre à l'Assemblée générale annuelle, que vos statuts fixent dans le mois de juin, des propositions qui réuniront, nous n'en doutons pas, tous les suffrages, et qui auront le mérite de rester dans une légalité inattaquable; personne de nous, nous pouvons dès à présent vous l'assurer, n'émettra la pensée de toucher à notre capital social, ni de l'amoindrir; et tous nos soins tendront à établir un juste équilibre entre les droits, également respectables, des actions libérées et de celles qui ne le sont pas entièrement; c'est dans cette conciliation, dans une équitable transaction, dans des atermoiements donnés au débiteur, dans le maintien du capital, dans l'accroissement de ce capital que résident le salut, l'avenir de la Compagnie. (Bien! Très-bien!)

Il y a des souscripteurs primitifs qui ont jusqu'à 100 et 150 000 fr. d'engagés dans le chemin de fer de la ligne d'Italie; leurs 100 ou 150 000 fr. ont servi à l'œuvre commune. Si l'entreprise a périclité, s'il est devenu impossible pour eux de verser, ou de faire verser par des acquéreurs, les 300 fr. réclamés sans faire une folie, ce n'est certes pas de leur faute, ce n'est pas à eux qu'il faut imputer la dépréciation des titres et le discrédit de la Compagnie; doivent-ils porter les peines de circonstances et de fautes indépendantes de leur volonté et de leur action? Est-il permis de sacrifier aussi légèrement la fortune de tant de familles, et de vouloir réaliser leur ruine au préjudice même de l'intérêt social? (Non! non!)

Les transactions que nous avons à vous proposer rendront impossible le retrait du capital des obligations, et par conséquent elles sauvegarderont les droits des actions libérées, elles maintiendront sur le pied d'égalité les engagements des souscripteurs d'actions, avec ces combinaisons qui n'ont rien de désastreux pour la Compagnie, et qui sont basés sur des questions de délai; elles feront rentrer des capitaux nécessaires à l'exécution du réseau; elles mettront fin à tous procès désastreux pour la Compagnie; elles permettront de conclure avec le gouvernement français; elles détruiront dans les Assemblées générales tout antagonisme entre les actions libérées et non libérées; elles justifieront l'exécution des actions qui n'accepteraient pas les conditions de cette transaction, et elles assureront à la Compagnie et aux actionnaires dans l'impossibilité de verser, des acquéreurs en leur lieu et place.

Lorsque vous vous serez prononcés, le Conseil d'administration de la Compagnie ne pourra, sous aucun prétexte, refuser de tenir compte de votre décision, et, à défaut du Conseil, le gouvernement suisse et les tribunaux que vous invoquerez protégeront la chose sociale en péril.

Votre salut n'est peut-être que là, Messieurs; mais il est d'abord dans d'autres mesures que notre appel vous a fait pressentir, et dont il nous reste à vous entretenir.

L'Assemblée générale annuelle de juin 1861 n'est pas convoquée et ne doit pas l'être de sitôt, si nous en laissons la fixation au Conseil d'administration; au-dessus de la volonté de ce Conseil, il existe une volonté puissante qui doit être obéie, c'est celle de vos statuts, du pacte social obligatoire pour tous; et puisque vos mandataires restent inactifs, puisque le contrat qui nous lie est par eux violé, ne nous reste-t-il rien à faire? nous ne l'avons pas pensé! Mais ici, votre Commission, avant d'émettre aucun avis, doit d'abord entendre l'expression de vos vœux, de vos pensées; c'est dans ce but qu'elle vous a appelés et réunis. A vous maintenant de vous prononcer.

Espérons que cette réunion, où le calme, la modération et l'ordre sont plus nécessaires que dans toute autre assemblée, aura pour résultat de conduire la Compagnie à la situation qu'elle devrait avoir depuis longtemps. (Vifs et longs applaudissements.)

SUITE DE LA SÉANCE DU 6 JUIN 1861.

M. CAPEAUX. Je demande la parole.

J'arrive, Messieurs, ici sans parti pris, sans prévention; je suis cet actionnaire dont M. le Rapporteur parlait dans son rapport, qui a eu le malheur de verser 165000 francs pour lui et pour les siens, dont 135000 francs restent encore à son compte. Je ne suivrai pas M. le Rapporteur dans tous les détails dans lesquels il est entré.

Le rapport prouve surabondamment qu'on ne s'honore pas plus qu'on ne s'enrichit en écoutant la voix du ressentiment ou de la passion, et en voulant confisquer le bien d'autrui. C'est là le point essentiel, et j'en remercie M. le Rapporteur. (Très-bien !)

Il me semble maintenant, Messieurs, que la question qui doit nous occuper avant tout, est celle d'une prochaine Assemblée générale des actionnaires. Les actionnaires sont les juges suprêmes. Une chose me frappe; c'est que nous n'ayons pas encore été convoqués en Assemblée générale annuelle. L'article 29 des statuts dit qu'il y aura de droit une Assemblée générale au mois de juin de chaque année, et l'article 30 porte que les convocations seront faites un mois d'avance.

Je demanderai donc à ceux des membres du Conseil d'administration qui peuvent être ici, ou aux personnes qui pourraient avoir l'oreille des membres du Conseil et savoir ce qui se passe dans son sein, de nous expliquer ce fait étrange de la non-convocation de notre Assemblée générale, dans des circonstances comme celles où nous sommes.

Cette convocation, en effet, est plus nécessaire que jamais. Après ce qui s'est passé dans la dernière Assemblée de Genève, il est indispensable de savoir comment nous marchons, où nous voulons aller; et toutes ces questions ne peuvent être décidées que dans une réunion régulièrement convoquée, conformément aux statuts. Si nous ne pouvons rien ici, tout ce que nous dirions n'aboutirait à rien; il faut arriver le plus promptement possible à une Assemblée générale, complète et conforme aux statuts.

Je demande donc que la Commission use de tous les moyens en son pouvoir pour obtenir, bon gré mal gré, que l'Assemblée générale soit réunie dans le plus bref délai possible. C'est là que les questions traitées dans le rapport pourront être résolues, et que nous pourrons tracer à nos mandataires, que l'on me permette cette expression légale, à nos mandataires salariés, comme les a très-bien appelés M. le Rapporteur, la ligne qu'ils doivent suivre pour remplir dans l'intérêt de tous le mandat qui leur est confié. (Très-bien ! Très-bien !)

M. FLAMANT. Nous apercevons dans la réunion quelques administrateurs membres du Comité de direction, qui se sont rendus à l'invitation qu'ils ont reçue. Si ces Messieurs voulaient bien consentir à nous donner quelques renseignements, j'attendrais leurs explications avant de formuler mes propositions. Peut-on nous dire dans quelle situation se trouve la Compagnie, quels sont les obstacles à sa marche, quels sont les causes des dissentions existant dans le Conseil, ce qui a été fait depuis l'Assemblée du 25 septembre? Pourquoi les décisions de cette Assemblée n'ont pas été respectées, pourquoi notamment M. de La Valette n'a pas usé du pouvoir mis dans ses mains au 25 septembre par les votes significatifs de l'Assemblée? Nous demandons que l'on nous dise quels sont les moyens proposés pour relever les affaires de la Compagnie et la tirer de l'inaction, dé la crise présente dans laquelle on la maintient.

Je leur demanderai en outre ce qu'ils pensent au sujet de l'Assemblée générale annuelle? Quand sera-t-elle convoquée? Quel sera l'ordre du jour?

M. ADRIEN DE LA VALETTE. J'ai cru de mon devoir de me rendre à l'invitation de la Commission nommée le 25 septembre. L'un de mes collègues de la direction, M. Maurice Claivaz, ancien président du Conseil d'État du Valais qui depuis l'origine de ce chemin de fer n'a cessé de me donner le concours le plus actif et le plus utile, avait la même opinion que moi : il est présent à cette séance.

Nous avons prié plusieurs de nos collègues du Conseil de venir dans cette réunion de famille où pouvaient être étudiées utilement, notamment de graves questions qui partagent le Conseil; il nous semblait que l'intérêt général ne pouvait que gagner à cet examen officieux. Nous voyons avec un vif regret qu'ils n'ont pas cru devoir se rendre à votre invitation.

On nous a demandé dans quelles conditions se trouve la Compagnie. Quel est son avenir?

La Compagnie, Messieurs, possède des éléments puissants de prospérité. C'est la conviction de tous les administrateurs qui ont étudié sérieusement les plans complets, les développements possibles, les ressources certaines de la ligne d'Italie.

Quant à son avenir, il dépend de la direction qui sera donnée à la marche de la Compagnie; il dépend beaucoup aussi de l'intervention et de la volonté de l'Assemblée générale. Le Comité de direction est parfaitement convaincu, comme votre Commission, que nous sommes dans des circonstances critiques, mais qu'il n'est pas impossible d'en sortir pour entrer dans une voie de prospérité.

Oui, nous devons reconnaître que la Compagnie est dans une situation critique ; mais nous croyons aussi qu'il est au pouvoir des actionnaires d'écarter toutes les difficultés d'assurer l'exécution des plans conçus dès l'origine et de rendre l'entreprise prospère. Quant à l'Assemblée, la réunion en est prescrite par les statuts, au mois de juin. Je crois que le Conseil est décidé à la convoquer immédiatement. C'est déjà, sans aucun doute, un premier résultat certain de votre réunion d'aujourd'hui.

Le Comité de direction a réclamé la convocation d'une Assemblée générale complète sans exclusions, dans le plus bref délai, et le Conseil d'administration paraît disposé à faire droit à la demande du Comité. D'ailleurs si cette convocation complète n'était pas acceptée ou subissait un trop long ajournement, le Comité de direction croirait devoir couvrir sa responsabilité en réunissant lui-même l'Assemblée générale, ainsi que le prescrivent les statuts, et dans le plus bref délai que permettrait l'achèvement du rapport sur les comptes de la Compagnie.

Un membre répond qu'il ne comprend pas le silence gardé par le Conseil d'administration et les ajournements contraires aux statuts, les pensées d'exclusions, lorsqu'il s'agit de rendre compte du mandat des administrateurs.

Il importe pour les actionnaires, pour le crédit des valeurs de la Société, de connaître la marche de l'entreprise, de recevoir des explications sur l'état des travaux de la Compagnie ; car enfin à quoi les membres de ce Conseil passent-ils leur temps? Si c'est à se quereller, à paralyser toute initiative à violer les statuts, à ajourner toute décision pour s'occuper de leurs prétentions et de leurs intérêts personnels, il faut avouer qu'ils comprennent étrangement leur mandat.

Mais s'ils ont rendu plus violentes les hostilités existantes et multiplié es obstacles, ils ont aussi rendu plus énergique et plus inébranlable la volonté de ne pas laisser compromettre, anéantir les intérêts engagés dans la Compagnie.

M. de La Valette. Mon collègue et moi nous sommes ici dans une situation délicate que chacun de vous comprendra, j'en suis sûr. Nous prions l'Assemblée de nous rendre plus facile le devoir que nous avons aujourd'hui à remplir envers les actionnaires, en nous épargnant des attaques contre les administrateurs absents.... Pour moi, j'ai l'intention formelle de me retirer de la Compagnie lorsqu'elle sera reconstituée; d'autres occupations, d'autres intérêts négligés trop longtemps réclament toutes mes forces, tout mon temps. Si je suis resté jusqu'à présent dans le Comité, c'est que j'ai cru de mon devoir de poursuivre jusqu'au bout l'œuvre que nous avions commencée ensemble.

Dès l'origine de la ligne d'Italie, j'avais pensé que la France avait le plus grand intérêt à jeter une voie ferrée dans la vallée du Rhône pour traverser les Alpes en rejoignant la Lombardie par le lac Majeur; j'avais cru que cette création pouvait donner les plus féconds résultats pour la France, la Suisse et l'Italie; j'étais convaincu qu'il était précieux pour les relations internationales de voir le drapeau français s'unir à ceux de la Suisse et de l'Italie sur cette grande voie de communication industrielle et stratégique. Je me suis dévoué depuis huit années à cette œuvre, j'y ai donné tous mes efforts; et lorsque les premières difficultés de la fondation ont été vaincues, j'avais pensé que tous les concours réunis par moi à Paris seconderaient sérieusement les énergiques et persévérantes intentions de mes collègues de Suisse et d'Angleterre. J'ai trouvé notamment dans l'un de mes collègues de la direction, M. Claivaz, ancien président du conseil d'État du Valais, dans un autre ancien président du conseil d'État suisse, M. Zen-Ruffinen, et dans votre honorable président de la dernière Assemblée générale, M. William Austin, un concours qui ne s'est jamais démenti un seul instant. Nous regrettons profondément ces dissentiments trop connus qui ont paralysé la marche de cette magnifique entreprise; nous avons essayé de faire prévaloir des idées de paix et de conciliation, nous n'avons pas réussi; je le regrette profondément, et je désire que d'autres plus habiles, plus heureux que moi, conduisent cette entreprise internationale à bonne fin. Je ne refuse pas de répondre aux questions qui peuvent m'être adressées, mais je prie l'Assemblée de ne pas oublier que la situation de la Compagnie et l'absence de mes collègues m'imposent une grande réserve, et il est des questions délicates que je ne pourrai ni traiter ni aborder en ce moment. Mais je suis aux ordres de l'Assemblée pour tous les développements qui touchent à l'état général de nos affaires, à l'avenir de la ligne d'Italie. Je n'hésite pas à dire que la Compagnie possède tous les éléments qui doivent assurer l'exécution du plan adopté par elle, et que les ressources ne lui manquent pas pour continuer son œuvre; mais l'emploi de ces ressources, il faut bien le reconnaître, est paralysé par les luttes intestines qu'a signalées votre Commission. Oui messieurs, et l'on perd en stériles ajournements des mois, des années. Si malheureusement des dépenses s'accumulent sans que nous nous rapprochions du but d'une manière sensible, et sans que nous marchions d'un pas ferme vers l'achèvement de notre réseau, ce n'est pas dans le plan conçu, dans le manque de ressources qu'il faut chercher la cause de ces retards désastreux.

Je déplore ces résultats; j'ai peut-être ma part des torts que l'on peut reprocher à l'administration de la Compagnie. Mais si j'accepte cette part de torts, si j'ai le regret de n'avoir pas assez réclamé l'intervention des actionnaires pour mettre fin à ces pertes de temps, je ne veux pas accepter plus longtemps cette responsabilité, je ne veux pas surtout accepter la responsabilité des faits et des mesures que je combats avec plusieurs de mes collègues, en sacrifiant dans cette lutte trop longue mes intérêts les plus chers.

L'on s'est trompé, Messieurs, lorsque l'on a cru, lorsque l'on a dit que les témoignages de sympathie donnés par l'Assemblée générale du 25 septembre avaient mis dans mes mains la direction de la Compagnie; ces témoignages, si précieux pour moi et pour mes amis du Conseil, ne m'ont donné aucun pouvoir nouveau.

Aujourd'hui il faut, avant tout, sauver les actionnaires libérés ou non libérés; il faut les sauver tous. C'est le principal but, sans doute, l'unique volonté de tous les membres de cette réunion. (Oui! Oui! Vives marques d'approbation.)

La situation de la Compagnie offre encore tous les éléments d'un brillant avenir, et il ne faut que les mettre en œuvre pour assurer le complément de votre capital. Une section importante de votre ligne est en exploitation depuis une année; la réunion de la Savoie à la France vous a fait ligne française pour une partie de votre parcours. Ce sont là, vous le reconnaissez, d'excellentes conditions qui justifient les meilleures espérances.

Je n'ai pas répondu, je le sais, à toutes les questions qui viennent de m'être posées; mais si la prochaine Assemblée générale veut des explications plus complètes, je prends l'engagement de les donner sans hésitation en présence de mes collègues dissidents et de faire connaître, s'il le faut, toutes les causes secrètes de la lutte acharnée qui s'est perpétuée, avec tant de violence et par tous les moyens, contre les idées que quelques-uns de mes collègues et moi nous défendons, que nous voulons défendre encore avec persévérance. (Vives marques d'assentiment.)

M. Flamant. Je voudrais savoir quelle est notre situation vis-à-vis des divers gouvernements de qui relève la Compagnie. Les délais accordés pour les premières concessions et qui sont près d'expirer ont-ils été prolongés? Quelle est notre situation vis-à-vis du gouvernement français? On a dit qu'une subvention nous avait été promise pour la portion du chemin qui se trouve maintenant sur notre territoire. Une demande a-t-elle été adressée à cet effet, et où en est l'affaire?

Je voudrais savoir enfin si nous sommes toujours dans la même situation, si tous les intérêts sont sauvegardés. Je m'adresse encore à M. de La Valette, et je le prie de nous dire tout ce qui lui paraît pouvoir être dit. Nous comprenons qu'en l'absence de ses collègues sa position est assez délicate, qu'il est certaines choses qu'il ne peut pas dire. Après avoir entendu les renseignements qu'il croira pouvoir nous donner, nous formulerons une proposition.

M. de La Valette. Je l'ai déjà dit, Messieurs, j'ai prié instamment plusieurs de mes collègues de venir à cette Assemblée, de répondre à l'invitation qui leur était faite, ou d'envoyer des mandataires.

J'affirmais que certainement il nous serait fait bon accueil, que la modération et le calme régneraient dans cette réunion, et que les explications échangées tourneraient au profit de l'œuvre commune. S'ils s'étaient rendus à cet appel.

Une conciliation véritable aurait peut-être été possible, de graves difficultés auraient été vaincues et les explications échangées auraient eu du moins une heureuse influence sur la solution des difficultés pendantes.

Nous sommes en présence de trois gouvernements : la Suisse, le Piémont (aujourd'hui royaume d'Italie) et la France.

Lors de la dernière Assemblée générale j'avais qualité, ainsi qu'un de mes collègues, pour déclarer que l'Empereur voulait le chemin du Chablais et son raccordement avec la ligne française de Genève.

L'Empereur le voulait, et son gouvernement le voulait comme lui Vous savez, Messieurs, avec quelle ardeur l'Empereur s'attache à une idée dont il a reconnu l'utilité, avec quelle énergie et quelle résolution il la poursuit jusqu'à ce qu'il l'ait menée à bon terme. Lors de son voyage en Savoie, à peine était-il parti de Thonon que le ministre me faisait appeler et daignait me déclarer que l'Empereur voulait le chemin du Chablais, qu'il le considérait comme une œuvre d'utilité publique et comme une entreprise nécessaire à l'une des nouvelles provinces de la France. Une subvention, s'il en était besoin, devait être donnée à la Compagnie pour en assurer l'exécution.

J'ai le regret d'annoncer qu'après le 25 septembre, les démarches entamées ont rencontré des obstacles, des difficultés, la plupart nés de ces dissentiments intérieurs dont la Commission vous a parlé; nous avons vu repousser dans le Conseil les propositions les plus simples, qui n'exigeaient pas même l'examen des ingénieurs. Nous proposions de demander purement et simplement l'application à notre chemin des dispositions de la loi de 1842. Des oppositions se sont élevées à cet égard au sein du Conseil; les bonnes dispositions du gouvernement se sont refroidies en présence de ces hésitations, de ces dissentiments, et la question a été ajournée.

A l'égard du Piémont, nous serons bientôt en règle; de nouveaux délais nous ont été accordés.

Vis-à-vis de la Suisse, les délais accordés par la première concession expirent au mois d'octobre; mais nous sommes assurés d'obtenir au moins huit mois de prolongation, et si nous mettons ces huit mois à profit, il ne tiendra qu'à nous de faire consacrer les nouveaux délais dont nous pourrons avoir encore besoin. Nous sommes en instance pour obtenir dès à présent cette prolongation.

Je dois ici rendre justice aux intentions bienveillantes que n'a cessé de manifester pour tout ce qui concerne la Compagnie le gouvernement du Valais. Notre chemin doit à sa condition de ligne internationale de rencontrer des difficultés particulières ; nous avons des obligations à remplir envers plusieurs gouvernements. Celui du Valais nous a donné à cet égard toutes les facilités et par l'homologation des nouveaux statuts, nous a puissamment aidés à nous mettre en règle vis-à-vis du Piémont. Ce gouvernement nous a toujours montré les intentions les plus bienveillantes. Tout récemment encore, M. Allet, président du conseil d'État, l'un des hommes d'État les plus éminents de la Suisse, a bien voulu user de toute son influence pour disposer le grand Conseil à nous accorder trois ans de délai, quand le moment sera venu. Le grand Conseil lui a donné tous les pouvoirs nécessaires, et nous croyons pouvoir compter sur les délais que nous réclamons, surtout si nous conduisons avec vigueur les travaux du haut Valais.

La Compagnie n'est donc point sérieusement menacée, et ses intérêts seront partout sauvegardés ; mais si l'on savait au dehors à quels déchirements intérieurs nous sommes en proie, si l'on connaissait nos troubles, nos luttes stériles, si l'on savait les procès dont nous sommes menacés, soit de la part des actionnaires qu'on propose de spolier, soit de la part des souscripteurs d'obligations qui verraient leur gage amoindri par la diminution de notre capital, nous pourrions bien voir s'évanouir les éléments de succès dont je viens de vous tracer l'esquisse imparfaite.

Ainsi pour la France, déjà, si les négociations entamées sous les plus heureux auspices n'ont été suivies encore d'aucun résultat, il faut, j'en suis convaincu, l'attribuer à la connaissance donnée au gouvernement de notre situation intérieure ; il faut l'attribuer aussi à de malveillantes attaques, à de calomnieuses insinuations de certains administrateurs, aussi ingrats qu'imprudents, sacrifiant, comme au 25 septembre, l'intérêt, le salut social à d'implacables et aveugles ressentiments. Si l'union avait régné dans le Conseil, si le Comité de direction n'avait pas été paralysé, la subvention du Chablais, maintenant, serait acquise à la Compagnie, et nous ne serions plus en face d'incertitudes et d'ajournements si funestes pour nous. (Vive sensation.)

La Compagnie possède en elle-même les moyens de consolider son avenir. Il appartient peut-être à cette Assemblée d'intervenir utilement dans l'intérêt de tous les droits engagés dans la Compagnie. Il est peut-être en son pouvoir de combattre utilement toutes les mesures projetées qui pourraient être funestes à la ligne d'Italie, et nous conduire fatalement à une liquidation désastreuse, à un véritable suicide. (Mouvement.)

J'ai la confiance que cette réunion peut avoir les résultats les plus féconds. Si vous voulez, Messieurs, le succès de l'entreprise à laquelle vous êtes associés ; si vous voulez surtout voir réussir vos démarches auprès du gouvernement, votre premier soin doit être de mettre, par vos résolutions, votre capital à l'abri des procès, et de sauver d'une ruine évidemment identique et solidaire les actions non libérées comme les actions libérées. (Très-bien ! très-bien !)

M. Flamant. Je crois que nous devons d'abord remercier M. de La Valette des explications si franches et si nettes qu'il vient de nous donner.

Ces explications nous démontrent de plus en plus la nécessité de convoquer le plus promptement possible une Assemblée générale conformément aux statuts. (Oui! oui!) Est-ce que la Commission n'a pas une proposition à faire? Nous devons, d'ailleurs, avant tout, la remercier aussi de ses efforts et voter, ce me semble, l'impression de son remarquable Rapport. (Marques d'approbation.)

Un membre. On doit la remercier surtout d'avoir forcé le Conseil à se souvenir des articles 26, 29 et 30 des statuts qu'il avait oubliés jusqu'à ce jour, puisque, si j'ai bien compris ce qui nous a été dit tout à l'heure, le Comité de Direction, à défaut du Conseil, est décidé à convoquer prochainement une Assemblée générale complète. (Marques d'assentiment.)

M. Flamant. Ce qui importe surtout, c'est de régler cette convocation, de déterminer son but, de lui assigner un ordre du jour, et d'y faire figurer la révision des statuts; car nous savons tous qu'une Assemblée ne peut discuter que ce qui se trouve à son ordre du jour. I ne faut donc pas qu'on vienne nous dire encore une fois que nous ne pouvons pas discuter telle ou telle proposition, parce que l'ordre du jour ne la mentionne pas. Si nous n'arrivions pas ainsi à une prochaine Assemblée, c'est-à-dire avec notre ordre du jour parfaitement déterminé, nous rencontrerions peut-être de l'opposition dans les membres du Conseil, et nous ne pourrions arriver à rien.

Notre assemblée d'aujourd'hui n'a pas qualité pour prendre de détermination sur certains points, c'est une assemblée préparatoire. Mais, à ce titre, elle est parfaitement légale; elle peut donner d'utiles avertissements et investir ses mandataires de pouvoirs nécessaires pour convoquer une Assemblée générale aussi promptement que possible, et pour déterminer les questions qui devront y être résolues.

Dans ces limites, comme l'a très-bien dit M. le Rapporteur, vos résolutions seront parfaitement légales et régulières. Il est un point qui mérite particulièrement toute votre attention.

Le Conseil semble avoir pris à tâche d'établir et d'entretenir un antagonisme sérieux entre les actions libérées et celles qui ne le sont pas. Où veut-on arriver par là? à une liquidation? Ce serait la ruine de tous. Nous devons nous appliquer au contraire à réunir les intérêts et à les satisfaire tous.

On invoque un article des statuts, mais ce n'est pas seulement la lettre de notre Constitution qu'il faut voir, c'est l'esprit. Eh bien! c'est dans cet esprit que je puise mes raisons, quand je vous dis qu'au lieu de nous laisser entraîner à une liquidation, nous devons tâcher de concilier tous les intérêts et de leur donner satisfaction. Nous ne formerons pas aujourd'hui une Compagnie, une Société nouvelle; nous sommes dans une situation fâcheuse, il faut en sortir aussi heureusement que possible.

On invoque le principe d'égalité pour établir que tous les actionnaires doivent compléter leurs versements. On dit : J'ai rempli mes obligations, que les autres en fassent autant.

UNE VOIX. C'est cela! oui!

M. FLAMANT. C'est très-facile à dire, mais il faut voir le moyen d'exécution, et là surgissent les plus grosses difficultés. Il importe cependant que la question soit immédiatement résolue, non pour la satisfaction d'un principe, mais pour la satisfaction de tous les intérêts. J'ai donc une prière à adresser à la Commission, c'est de démontrer qu'il n'y a pas d'antagonisme entre les actionnaires, et que tous les intérêts seront sauvegardés; autrement il faudrait mettre la Compagnie en liquidation. Vos idées d'égalité conduiraient donc simplement, dans la pratique, à la ruine de tous.

M. le Rapporteur vous a démontré qu'au cours actuel des actions, il y aurait plus d'avantage pour les actionnaires qui n'ont point encore libéré les leurs, à en acheter de nouvelles, qu'à compléter leurs versements. C'est cet état de choses qu'il faut faire cesser.

Si vous aviez un Conseil d'administration composé d'hommes, tous capables et tous dévoués à l'avenir du chemin, il se serait appliqué, surtout par l'impulsion donnée aux opérations de la Compagnie, à relever ses actions et à leur faire acquérir une valeur suffisante pour que les actionnaires en retard aient intérêt à faire leur versement; c'est là la vraie solution de la question. Au lieu de cela, ils semblent avoir pris a tâche de faire tout le contraire; et quand ils nous ont jeté dans un péril, quand il faut en sortir, ils refusent toute convocation des actionnaires, ils reculent devant une assemblée complète où seraient dévoilés leur incapacité et tous leurs torts.

En commençant, j'ai dit que cette Assemblée était une réunion préparatoire; qu'elle n'avait pas qualité pour trancher les questions que ses discussions auront seulement pour résultat d'éclaircir. Je me résume, et je dis qu'en présence des faits qui vous sont connus des documents que nous avons, il est évident que c'est le Conseil d'administration qui nous a mis dans la situation fâcheuse où nous sommes.

Quant aux actionnaires en retard, je sais bien que l'article 11 des statuts vous donne le droit de les spolier et de faire vendre leurs titres; mais comment vendre s'il n'y a pas d'acquéreur?

PLUSIEURS VOIX. Que proposez-vous? concluez!

M. FLAMANT. Ma conclusion est que la Commission veuille bien surtout mettre son attention à éclairer l'Assemblée, qui paraît devoir être prochainement réunie, sur les conséquences du principe d'égalité invoqué contre les actionnaires en retard.... et sur les véritables moyens de sortir de la situation où on nous a mis.

UNE VOIX. Sur quoi allons-nous voter?

UN MEMBRE DU BUREAU. Une proposition va vous être faite tout à l'heure.

M. LE PRÉSIDENT. La parole est à M. le Rapporteur de la Commission.

M. LETULLE, rapporteur. Messieurs, comme nous vous l'avons expliqué, votre Commission n'avait pas à prendre de solution définitive; nous ne croyons pas non plus devoir entrer devant vous dans un exposé qui ne serait pas complet. Nous avons plusieurs sujets, plusieurs systèmes à proposer, mais l'Assemblée générale seule aurait qualité pour les discuter utilement et prendre une décision : car, pour être sincère, je dois vous dire que si la Commission est unanime sur le principe, il est quelques détails sur lesquels tous ses membres ne sont pas d'accord. L'esprit général d'après lequel nous procédons, le mobile qui nous guide vous est connu; vous savez que nous ne voulons sacrifier les intérêts de personne, pas plus ceux des actionnaires qui ont libéré leurs actions que ceux des actionnaires qui ne les ont pas libérées. Je le sais, on met en avant une proposition qui semble au premier abord parfaitement équitable.

Puisqu'il y a des associés qui ont versé cinq cents francs, la moitié environ, pourquoi n'obligerait-on pas les autres actionnaires à faire le même versement? Mais, Messieurs, la question ne doit pas être posée ainsi; si l'actionnaire en retard était sous le coup d'une obligation personnelle et bien définie, on pourrait le contraindre; mais telle n'est pas notre situation. Où est le débiteur que vous voulez que nous fassions payer? Il n'y en a pas, nous ne le connaissons pas.

Nous sommes dans une situation incroyable, inconnue jusque-là dans les sociétés anonymes. Dans notre Société c'est l'action qui doit. L'actionnaire, lorsqu'il a fait son premier versement de cent francs sur deux cent cinquante, est à l'abri de toute poursuite, de toute contrainte. Vous voyez donc bien que le principe d'égalité qu'on invoque est ici inapplicable. Vous ne pourrez rien contre l'actionnaire; vous pourrez faire vendre l'action; mais si l'action n'est plus qu'un chiffon de papier sans valeur, il ne reste aucun recours à la Compagnie, aucun moyen de réaliser le complément redu sur l'action.

Laissez-nous le soin d'étudier encore et d'examiner les nouvelles propositions d'atermoiement qui sont faites, avant de déterminer la ligne définitive à suivre. Nous tiendrons compte de ce que nous avons entendu ici ce soir; notre zèle ne se ralentira pas. Nous avons accepté de vous un mandat tout gratuit, aidez-nous à l'accomplir jusqu'à l'Assemblée générale, et j'espère que votre confiance ne sera pas trompée. Quelques réunions suffiront pour nous mettre d'accord et nous atteindrons le but. C'est pour nous une question d'honneur. (Très-bien! très-bien!)

Quant à présent voici la proposition que nous venons vous faire, la seule que nous puissions vous soumettre en ce moment; c'est un projet de délibération qui deviendra définitif si vous l'acceptez. (Voir à la p. 52.)

M. Letulle, *reprenant après cette lecture.* Ce n'est, vous le voyez, que l'ordre du jour de la prochaine Assemblée générale; vous comprenez, en effet, que nous n'avons pas ici de mesure à prendre et qu'il s'agit simplement de se mettre d'accord sur ce qui devra être proposé à la prochaine réunion.

J'ai un dernier mot à ajouter avant que vous ne passiez à la discussion. Votre Commission est animée du zèle le moins contestable; cependant, Messieurs, par suite d'une démission et de l'absence d'un de nos collègues, elle se trouve aujourd'hui réduite de deux membres. Nous ne sommes plus que six, et je demanderai qu'on veuille bien nous adjoindre deux ou trois actionnaires de Paris qui voudraient bien s'associer à nos travaux et nous aider dans l'accomplissement de notre tâche. On comprendra qu'il y a chaque jour des déplacements inévitables, et l'adjonction de quelques actionnaires à votre Commission, sans changer la nature de ses travaux ou de son mandat, pourrait encore en activer la marche.

M. Aug. Vitu, secrétaire. Je crois que la proposition qui vient de vous être soumise par la Commission ne peut être accueillie qu'avec reconnaissance. Elle répond au sentiment de cette Assemblée heureuse de cette première application, si je ne me trompe, de la faculté donnée à tous les actionnaires d'une Société, par la loi de 1856. Nous devons aussi éprouver une vraie satisfaction du résultat obtenu par l'annonce seule de notre Réunion, celui d'une prochaine Assemblée générale. M. de La Valette vient de nous dire, en effet, que le Conseil paraissait disposé à réunir l'Assemblée et que nous aurions prochainement une convocation. Je ne doute pas non plus que le Conseil d'administration ne soit amené, par ce qui s'est dit dans cette Réunion, si puissante parce qu'elle a été calme, ne soit, dis-je, amené à exécuter son mandat et disposé à seconder la Commission dans l'accomplissement de sa tâche. La situation s'est donc déjà améliorée, et je ne crois pas me faire d'illusion en disant que d'ici à peu de jours, peut-être, les affaires de la Compagnie seront dans une bien meilleure position; si un tel résultat n'était pas obtenu, il faudrait désespérer de votre Conseil.

Je propose de donner à la Commission un vote de confiance absolue. (Oui! oui! Très-bien!)

Il n'y a pas, je crois, dans cette Réunion, mais il y a dans la Compagnie deux partis en présence dans le Conseil. L'un qui a conçu et toujours poursuivi le plan du chemin le plus direct entre Paris et Milan; qui a fait des efforts constants pour que le plan soit promptement réalisé dans l'intérêt de la France, de la Suisse et du Piémont; qui veut que la Société des chemins de fer de la ligne d'Italie construise les chemins qui lui ont été concédés. L'autre parti qui semble vouloir maintenir les fonds en caisse, qui regarde comme un progrès de ne pas les transformer en voie ferrée; un parti qui ajourne tout, paralyse tout, maintient les capitaux immobiles dans la caisse et semble ne point vouloir l'exécution du chemin.

Le second parti, je l'espère, n'a point de partisans, de représentants dans cette enceinte.

UNE VOIX. Je vous demande pardon. (Hilarité.)

M. VITU. Je constate avec plaisir que les administrateurs qui ne veulent pas l'exécution du chemin n'ont qu'une voix pour eux dans cette réunion. C'est pourquoi, connaissant les intentions de votre Commissi et ce qu'elle a su accomplir depuis l'acceptation de son mandat, je croyais ne rencontrer aucune opposition en demandant pour elle un vote de confiance.

Je ne me permettrai pas de préjuger ce que le gouvernement français a l'intention de faire, mais j'ai pour ma part la conviction qu'il sera extrêmement bienveillant pour une Compagnie qui lui présentera des études sérieuses et un capital réalisé ou en voie de réalisation. Le gouvernement se trouverait, sans aucun doute, attiré vers une Compagnie qui se placerait dans une pareille situation, et qui poursuivrait avec ardeur le but pour lequel elle s'est formée.

UN MEMBRE. Où voulez-vous en venir ?

UNE VOIX. Vous voulez faire faire une manifestation par des actionnaires qui ne savent pas ce qu'ils font. (Vive interruption, bruit.)

UN AUTRE MEMBRE. Ce que vous dites là est inconvenant, vous insultez l'Assemblée.

UN AUTRE MEMBRE. Les actionnaires savent mieux ce qu'ils font que certains administrateurs que vous défendez.

M. VITU. Je croyais que le parti qui ne veut pas que les chemins s'exécutent ne pouvait pas être représenté dans cette Assemblée; il paraît qu'il l'est, mais du moins par une infime minorité.

UNE VOIX. Par une seule personne.

M. VITU. Je crois, en effet, si j'ai bien compris l'interruption, qu'il y a un actionnaire pour déclarer que la Compagnie ne devait pas accepter le mandat en vue duquel elle a été constituée. Je reprends, pour bien établir, que tous les actionnaires, à l'exception d'un seul, sont d'avis qu'il est de tout intérêt pour la Compagnie que ses travaux s'exécutent, que la ligne d'Italie devienne la ligne de Milan. Quand j'ai parlé d'un vote de confiance, j'ai cru voir aussi tout le monde s'associer à cette proposition, excepté, encore, l'actionnaire dont j'ai déjà parlé. (Rires.)

UN MEMBRE pense qu'il serait utile de constater dans quelles proportions se trouvent représentés à cette réunion les porteurs d'actions libérées et les porteurs d'actions non libérées. Cette proposition est appuyée par plusieurs actionnaires.

UN MEMBRE dit qu'il serait facile de constater cette proposition par assis et levé.

LE PRÉSIDENT dit : Je prie les porteurs d'actions entièrement libérées de vouloir bien se lever.

Le bureau constate que, d'après l'épreuve qui vient d'être faite, les porteurs d'actions libérées et ceux d'actions non libérées sont à peu près en nombre égal dans l'Assemblée.

M. FLAMANT. J'ai quelque chose à ajouter à la proposition qui vous a été faite ; je demande que vous portiez à l'ordre du jour de la prochaine Assemblée générale la révision des statuts. Je crois que nous sommes tous d'accord pour reconnaître que les statuts ont besoin d'être revisés. (Oui, oui.)

Je demande également que la réunion prochaine ait lieu à Paris.

UN MEMBRE. Je demande qu'il soit fixé un délai passé lequel, si l'Assemblée générale n'a pas été convoquée par le Conseil ou par le Comité, la Commission soit tenue d'aviser.

UN AUTRE MEMBRE. C'est l'affaire de la Commission.

UN MEMBRE. Dans les explications qui ont été données, l'on ne vous a pas dit comment la Compagnie aurait assez de capitaux pour compléter une ligne ferrée à travers les Alpes; si l'on n'obtient que des tronçons isolés, comment verra-t-on jamais circuler, comme on l'a dit, sur une voie ferrée internationale les trois drapaux réunis de la France, de la Suisse et de l'Italie? Nous demandons que messieurs les directeurs veuillent nous donner quelques explications.

M. LE COMTE A. DE LA VALETTE. Cette réunion d'actionnaires a soulevé des questions tellement graves, qu'il est difficile de les traiter toutes, de les examiner surtout d'une manière complète. Si, pour me conformer à la demande qui m'est adressée, je crois pouvoir en aborder quelques-unes, je m'efforcerai d'être très-court, de crainte d'abuser de l'attention et des moments de l'Assemblée.

On a parlé notamment des intentions du gouvernement français en faveur de la Compagnie et du capital nécessaire à l'exécution de la ligne entière. Les intentions du gouvernement, Messieurs, sont écrites dans l'annexion ; elles sont écrites sur toute la route du Simplon créée par le plus grand génie de ce siècle; elles sont écrites au sommet des Alpes, sur tous les passages qui viennent aboutir à votre ligne, depuis le Mont-Cenis jusqu'à l'Autriche, depuis le Saint-Bernard jusqu'au Luckmanier dont on s'occupe tant en ce moment. J'ai eu l'honneur de recevoir l'Empereur sur un des bateaux de la Compagnie, à l'époque de son voyage en Savoie; j'ai pu l'entretenir avec quelques détails de l'ensemble des chemins concédés à la Compagnie et du réseau de communication que ces concessions mettent, pour ainsi dire, entre nos mains. L'Empereur, avec cette netteté de vues et cette haute et rapide intuition qu'il apporte dans les grandes choses, avait déjà compris les avantages qui pouvaient résulter pour la France, de l'achèvement de la ligne d'Italie à travers la vallée du Rhône et le Simplon. Il avait compris quelle importance pouvait avoir pour les intérêts français cette grande ligne ferrée, qui traverse notre nouvelle province au sud du lac de Genève, qui s'avance déjà entre les Alpes pennines et les Alpes bernoises vers le pied du Simplon, et qui pourrait franchir les Alpes en quelques minutes au niveau de la plaine, pour s'élancer ensuite en ligne directe sur Milan, en se réunissant à toutes les voies ferrées de la haute Italie.

Il a compris que, par suite des concessions données à la Compagnie, notre ligne tient la clef et les affluents de tous les grands passages des Alpes sur l'Italie; il a compris de quelle importance était ce réseau ferré qui relie à la France une vallée française par les sympathies de ses habitants et par la langue, qui met Paris à vingt-cinq heures de Milan, et quel avenir offrent les chemins de fer de la ligne d'Italie sur lesquels s'embranchent tous les passages des Alpes à l'exception du Mont-Cenis, d'où partent et où viennent aboutir les routes du Saint-Bernard, de Splugen, de Bernardin, le Simplon, le Grimsel, le Saint-Gothard, le Luckmanier ; il a compris aussi combien il était important que tout le réseau de la ligne d'Italie restât dans les mains d'une Compagnie française, française par son origine et par la majorité de ses actionnaires; combien il était utile que cette Compagnie conservât les affluents de tous ces passages, tous ces débouchés par lesquels nous sommes en communication avec nos alliés de Suisse, d'Italie et d'Allemagne. La ligne d'Italie n'est-elle pas un des meilleurs liens politiques et industriels entre les nations que séparent les Alpes? L'Empereur a compris tout cela, il a vu certainement dans l'achèvement de notre ligne ferrée une question tout à la fois d'honneur, de politique et de progrès. » (Très-bien ! très-bien!)

Aussi à peine étais-je de retour que le Ministre me faisait appeler. L'Empereur avait écrit « qu'il voulait le chemin de fer du Simplon, qu'il fallait prendre les moyens de l'exécuter sur le nouveau territoire français. » J'ai trouvé auprès du Ministre des travaux publics l'accueil le plus bienveillant; j'ai fait connaître notre situation; j'ai demandé pour la partie française de notre chemin l'application du système de la loi de 1842. Ces propositions ont d'abord été accueillies favorablement, et si elles n'ont amené aucun résultat, ce n'est pas le gouvernement qu'il faut en accuser. Ainsi l'Empereur voulait notre chemin, et soyez convaincus qu'il le veut encore; le Ministre le voulait comme l'Empereur, nous en avons eu la preuve; le Ministre était disposé à traiter avec la Compagnie: nos dissensions, nos luttes intérieures, ont tout arrêté. Mais ces dissensions n'ont point changé la volonté exprimée par l'Empereur, manifestée par le Ministre des travaux publics. La loi de janvier, qui assure l'exécution du chemin de fer du Chablais, indique assez quelles sont encore, pour la ligne d'Italie, les intentions du gouvernement français. (Vive approbation.)

Quant au capital de notre Compagnie, Messieurs, il est suffisant, car si nous savons user de nos ressources, si nous savons bien employer nos capitaux actuels, nous trouverons d'autres ressources. Oui, nous avons tout ce qu'il nous faut pour mener notre œuvre à bonne fin.

Le premier capital de la Compagnie était de 25 millions, il a été porté, comme vous le savez, à 60 millions; un emprunt contracté sous forme d'obligations vous a donné 15 millions. Il vous reste encore près de 14 millions, une somme de près de 7 millions due par les actionnaires en retard, et vous avez en outre de 9 à 10 millions d'obligations facultatives. C'est une somme de 30 millions environ dont vous aurez à disposer, ainsi que vous l'indique le Rapport si remarquable de votre Commission.

10 millions dépensés dans le Valais et 10 millions de l'autre côté des Alpes, sur la ligne de Domo d'Ossola, vous assurent un parcours dont l'exploitation ne peut manquer d'être fructueuse. Vous devenez la communication directe et la plus rapide entre Paris et la Lombardie; vous avez droit à la jonction de l'embranchement du Luckmanier; vous recevez sur votre ligne les affluents du Saint-Bernard, de la Furca de Berne et du Saint-Gothard. Vous avez la jonction du chemin de Jougue, les passages sur l'Allemagne, la ligne la plus directe vers l'Italie, vers l'Orient.

Il ne peut manquer de s'établir dans toutes ces directions qui rayonnent sur votre ligne, un mouvement de voyageurs et de marchandises considérable. De puissantes compagnies ont dépensé des centaines de millions pour venir rayonner sur votre ligne et vous apporter le tribut des pays qu'elles exploitent. Vous n'avez pas plus de 8 millions à dépenser sur le Chablais, grâce au concours de la France.

Avec ces 30 millions votre ligne sera complète, moins, bien entendu, le passage de la montagne, moins l'exécution du tunnel, et il n'est jamais entré dans la pensée de personne que la Compagnie puisse faire par elle-même cette section de la ligne d'Italie, qui ne peut être exécutée que par les gouvernements intéressés, comme au Mont-Cenis. Dans cette situation, et lorsque le concours et les subventions du gouvernement français vous seront définitivement acquis pour établir le raccordement de votre ligne avec le chemin de Genève, lorsque vous aurez obtenu des trois gouvernements intéressés une décision pour le passage des Alpes, ne croyez-vous pas qu'il est permis d'espérer la plus grande partie des versements en retard, d'espérer aussi un bon accueil pour tout complément de capital en obligations.

Que vous manque-t-il donc? L'union, une direction qui ait la foi, une volonté énergique et toute liberté d'action, voilà ce qui vous manque. Quant au capital vous l'avez, vous l'aurez, et il ne s'agit que de le bien employer, que de le faire fructifier, et il ne faut pour cela que porter résolûment le drapeau de la Compagnie dont on a parlé sur les Alpes, même au delà des Alpes, et non sur un coffre-fort systématiquement fermé où sur les marches de la Bourse. (Vive sensation.)

On parle de contrainte à exercer à l'égard des actionnaires qui n'ont pas complété leurs versements; mais quels moyens avez-vous de les faire payer? Vous ferez vendre leurs actions? elles ne trouveront pas d'acquéreurs; vous les annullerez? Mais vous amoindrirez ainsi de 7 millions le capital social, vous diminuerez volontairement votre capital, le gage des souscripteurs d'obligations; vous supprimerez des débiteurs qui peuvent devenir bons, qui dans peu de temps sans doute auront intérêt à verser, si nous avons dit la vérité dans nos rapports, si nous avons dit la vérité en parlant de l'avenir de la Compagnie.

Bien plus, en exécutant, dans les circonstances actuelles, les actionnaires en retard, l'on ne fait certainement pas payer les versements en retard, et l'on détruit l'avoir des actionnaires libérés; l'on prononce une déconfiture partielle de la Compagnie, l'on s'expose à une demande de remboursement du capital des obligations. Cette demande a déjà été adressée à la Compagnie, et l'on réduit les actions libérées à valoir peut-être moins que le prix actuel des actions non libérées.

Des conseils judicieux, des esprits éclairés sont d'avis que l'exécution des actionnaires en retard conduit fatalement la Compagnie à la liquidation, à une liquidation d'autant plus désastreuse que les engagements envers l'État du Valais compromettraient une grande partie de l'actif social.

C'est contre ces dangers, contre ce péril que votre Commission a demandé votre concours, l'appui de l'Assemblée. Votre Commission défend en ce moment tous les intérêts engagés dans la Compagnie. (Très-bien! très-bien! Agitation prolongée.)

M. le Président. On a demandé pour la Commission un vote de confiance, l'Assemblée veut-elle passer au vote?

Une voix. Aux voix la proposition qui nous a été lue tout à l'heure.

M. Flamant. Il est certain, d'après ce que nous venons d'entendre, que le point essentiel, et ce que nous devons désirer avant tout, c'est d'avoir dans le Conseil d'administration des hommes intelligents et de bonne volonté, et qui ne passent pas leur temps à se déchirer. Le salut est là, et sans cela nous n'avons rien à espérer.

Plusieurs membres. C'est assez discuter : aux voix! aux actes!

Un membre. Il y aurait sept millions de plus dans la caisse de la Compagnie, s'il y avait cinq hommes de moins dans le Conseil. (Agitation).

M. Vitu. Avant de nous prononcer, il est un point qu'il me paraît bien essentiel d'établir. Nous allons donner à la Commission un mandat nouveau, celui de provoquer la réunion des actionnaires en assemblée générale, en usant de tous les moyens que la loi met en son pouvoir. Ce nouveau mandat, joint à celui qu'elle a reçu de l'assemblée dernière, entraînera pour la Commission des dépenses, des frais. Il peut y avoir en effet des frais de convocation, de procédure, de signification d'actes; et vous savez que de part et d'autre il se fait un certain échange de papier timbré. Si, en un mot, la Commission trouve de l'opposition à l'accomplissement de son mandat, il y aura une procédure à suivre par-devant le tribunal de commerce, tout cela exige des avances. Je crois donc qu'il est une résolution à prendre, c'est que ces frais seront à notre charge, sauf recours contre les membres du Conseil et contre la Compagnie. Dès aujourd'hui nous pourrions manifester nos intentions à cet égard par un vote, et nous engager pour toutes les dépenses de publicité et de voyages et frais de procédure qui pourraient être faits éventuellement, sauf recours contre qui de droit, sauf approbation de l'Assemblée générale.

Quelques membres. C'est très-juste! On sait bien que ces frais ne peuvent pas être à la charge des membres de la Commission. Les actionnaires ne peuvent se refuser à supporter cette charge, qui devient minime lorsqu'elle est partagée.

M. Letulle, rapporteur. Nous remercions l'honorable membre de la proposition; mais elle est inutile quant à présent. Aucun membre de la Commission ne demande à être rémunéré, il n'y aura à payer que des dépenses justifiées. Nous ne voulons tous qu'une chose, continuer à servir gratuitement, et même au besoin à l'aide de notre bourse, les intérêts qui nous ont été confiés. L'Assemblée générale prochaine avisera. (Très-bien! très-bien!)

Un membre. Si la Commission n'arrivait pas à se faire rembourser, je demande que l'Assemblée prenne l'engagement de la désintéresser de toutes les dépenses qu'elle pourra faire, et de les faire régulariser à la prochaine Assemblée générale.

Toute l'Assemblée accepte cette proposition.

UN MEMBRE. Il n'y a pas d'engagement à prendre, c'est un mandat confié; le mandat lui-même implique cet engagement.

UN MEMBRE demande de donner de la publicité aux documents communiqués à l'Assemblée.

UN AUTRE MEMBRE. C'est dans le mandat de la Commission; elle a les pouvoirs utiles pour faire le nécessaire.

PLUSIEURS VOIX. Oui! oui!

M. LE PRÉSIDENT fait relire la proposition de la Commission, en ajoutant aux questions indiquées, comme devant faire l'objet de la prochaine Assemblée générale, la révision des statuts. Ainsi modifiée, cette proposition est rédigée dans les termes suivants :

« La réunion, considérant qu'il est urgent que l'Assemblée générale soit convoquée sans nouveaux retards à l'effet d'aviser aux mesures à prendre dans l'intérêt de tous les capitaux engagés et de la marche de l'affaire sociale; et qu'en présence du parti pris du Conseil d'administration, malgré les résolutions de l'Assemblée générale du 25 septembre 1860, cette convocation ne saurait être différée davantage;

« Que pour que tous les intérêts puissent être présents, il est essentiel que cette Assemblée ait lieu à Paris;

« A donné mandat à la Commission nommée dans ladite Assemblée générale du 25 septembre 1860, de provoquer par tous les moyens, soit amiables, soit judiciaires, s'il en est besoin, la convocation à Paris, dans le plus bref délai permis par les statuts, de l'Assemblée générale, à l'effet :

« 1° D'entendre le rapport de ladite Commission sur les questions soumises à son étude, et sur les meilleures solutions à donner à ces questions, dans l'intérêt de tous les capitaux engagés, actions libérées ou non, et obligations, et de prendre à cet égard des résolutions définitives;

2° De statuer, sur les adjonctions des nouveaux membres du Conseil d'administration, conformément aux statuts;

« 3° De prendre les mesures nécessaires pour :

« L'obtention d'une prorogation de délai par le gouvernement du Valais ;

« L'obtention du gouvernement français des *concessions* et subvention annoncées aux actionnaires dans l'Assemblée générale du 25 septembre 1860;

« La marche non interrompue des travaux jusqu'à leur complet achèvement, et la mise en exploitation de toute la ligne;

« 4° De prendre, en général, toutes les mesures qui pourront être proposées dans l'intérêt de l'affaire sociale, et notamment la révision des statuts;

« A ces effets, l'Assemblée donne à la Commission tous pouvoirs nécessaires pour agir, soit auprès du Conseil d'administration ou du Comité de direction, soit auprès du gouvernement du Valais, soit enfin auprès des tribunaux compétents; donnant, dans ce dernier cas, à la Commission tous pouvoirs nécessaires, dans les termes de l'article 14 de la loi des 17-23 juillet 1856, tant pour obtenir la convocation immédiate de l'Assemblée générale, que pour faire fixer à son ordre du jour les points ci-dessus spécifiés;

« Autorisant dès à présent, et à tout événement, la Commission à prendre toutes mesures conservatoires et autres qu'elle jugerait convenables. »

Cette proposition est adoptée à l'unanimité moins une voix.

Un membre propose d'adjoindre MM. Vitu et Flamant à la Commission pour répondre au désir exprimé par M. le Rapporteur.

Un membre. La Commission tient son mandat de l'Assemblée du 25 septembre; le fait est consigné dans le procès-verbal de cette réunion, et quand je vois qu'on veut y apporter une sorte de modification, il me vient un scrupule. Nous sommes menacés de nombreuses chicanes, et il importe de ne pas fournir de prétextes pour les accroître encore. Je ne voudrais pas qu'on pût venir nous dire que cette assemblée extra-légale n'avait aucun droit d'adjoindre des membres à une Commission nommée par une assemblée régulière.

Un membre. Je demande à répondre quelques mots. Comment la Commission a-t-elle été nommée en septembre dernier? En vertu des dispositions de l'article 14 de la loi de 1856. Elle a donc bien fait de nous convoquer en vertu de la même loi, et de se retremper, pour ainsi dire, dans l'Assemblée actuelle, qui est bien légale. Au mandat ancien nous en ajoutons un nouveau, celui d'intenter une action judiciaire; nous pouvons donc aussi bien ajouter de nouveaux membres à la Commission.

M Letulle, rapporteur. Vous avez été convoqués, en effet, en vertu de la loi de 1856; vous venez de nous décerner un mandat; la loi de 1856 vous en donnait le droit, et c'est elle qui fait notre force. Nous avons proposé à l'Assemblée de nous adjoindre un ou deux de ses membres; ce n'est pas que nous craignions de ne pas suffire à notre tâche, nous ne voyions là qu'un moyen de nous identifier plus complétement avec vous, de nous retremper, comme on l'a dit, et de nous donner une force nouvelle.

Un membre. La question est plus grave que l'Assemblée ne paraît le croire; je pense qu'il serait dangereux d'énerver le mandat de la Commission en adjoignant à ses membres des actionnaires pris dans cette assemblée. Il faut maintenir à la Commission son origine émanant du pouvoir souverain de l'assemblée du 25 septembre.

Un membre. Les adjonctions ne détruisent pas la force.

Un membre. Nous ne sommes pas un pouvoir. Que sommes-nous ici ? Des volontaires, des actionnaires venant nous entendre pour présenter des mesures à la prochaine Assemblée générale. Ne changeons rien à la Commission nommée au mois de septembre ; sans cela nous en ferions une commission nouvelle et son mandat en serait altéré.

Un membre. Si la commission a besoin de nouveaux membres, qu'elle s'adjoigne elle-même qui elle jugera convenable. (Oui ! oui !)

M. le Président. Le vote du 25 septembre donne à la Commission le droit de s'adjoindre de nouveaux membres.

M. le Rapporteur. L'Assemblée, sur la proposition du Président, nous avait donné le droit de nous compléter, de nous adjoindre autant de membres que nous voudrions.

M. le Président. Il n'y a plus de proposition !... Avant de terminer la séance, votre Commission et son président vous remercient du calme et de la modération qui ont régné dans cette discussion, et d'où il est résulté le contraste le plus complet entre l'assemblée réglementaire de Genève et l'assemblée volontaire de Paris. Toutes les opinions, tous les intérêts qui devaient paraître en dissidence à l'ouverture de cette séance, se sont réunis dans une pensée, dans une volonté communes. Cette unanimité est de bon augure pour les résultats de la prochaine assemblée générale, pour l'avenir de la Compagnie. (Applaudissements.)

La séance est levée à onze heures et demie.

PIÈCES JUSTIFICATIVES.

ASSEMBLÉE GÉNÉRALE

DES

CHEMINS DE FER DE LA LIGNE D'ITALIE,

25 septembre 1860.

Membres du bureau.

MM. :

Président, WILLIAM AUSTIN;

Vice-président, Comte ADRIEN DE LA VALETTE;

Scrutateurs, DE TESTE; GARELLA;

Secrétaire, MERCIER.

A l'ouverture de la séance, le fauteuil de la présidence est occupé par le vice-président du Conseil d'administration, M. le comte ADRIEN DE LA VALETTE.

Les administrateurs présents à Genève, MM. MAURICE CLAIVAZ et MONTERNAULT, directeurs, MAXIMILIEN DE JOGUET, secrétaire administrateur du conseil; colonel BARMAN, comte CHARLES DE BOURMONT, ACHILLE MORISSEAU et ZEN RUFFININ, administrateur, prennent place auprès de la présidence.

Le Président invite M.M. ALLET, président du conseil d'État du Valais et M. le conseiller d'État DE SÉPIBUS, à prendre place auprès de lui.

Il invite aussi les trois membres de la Commission des comptes, MM. LULVES CAVALIER et PISSON à se joindre au bureau.

Avant que la séance soit déclarée ouverte, M. Monternault s'avance vers l'assemblée et déclare qu'il réclame la présidence de l'assemblée. Il a été, selon lui, nommé à l'unanimité par ses collègues président en fonctions pour deux mois, et sa présidence n'expire qu'au 18 octobre. Ses collègues n'ont pas le droit de lui enlever la présidence de l'administration qu'ils lui ont confiée à l'unanimité.

Il déclare au surplus, de la manière la plus formelle, qu'il ne laissera point présider par un autre administrateur.

M. de La Valette répond que M. Monternault n'est pas dans le vrai; il s'étonne de cette prétention élevée par lui en ce moment. M. Monternault ne devrait pas oublier dans quelles circonstances la présidence, non pas de l'Assemblée, non pas du Conseil d'administration, mais seulement des séances lui a été confiée pour deux mois.

Il existe dans le Conseil d'administration une dissidence regrettable et qu'on aurait bien dû, dans l'intérêt de la Compagnie, ne pas laisser arriver jusqu'à l'Assemblée..

M. Monternault faisait partie de la minorité de trois administrateurs. Les membres de la majorité du Conseil, à la veille du départ de M. Austin présidant alors les séances, ont voulu donner à la minorité une preuve de leur esprit de conciliation. Deux d'entre eux, MM. Zen Ruffinen et de La Valette, ont proposé de confier pour deux mois à M. Monternault la présidence des séances du Conseil, en réservant expressément la présidence de l'Assemblée générale qui appartient selon eux, de plein droit, en ce moment, au vice-président statutaire du Conseil d'administration.

Quelques jours avant l'Assemblée générale, M. Monternault a reconnu lui-même que cette réserve avait été faite, mais, disait-il, elle n'avait pas été votée..

Comment serait-il admissible qu'en présence des dissidences assez sérieuses sur les propositions à présenter à l'Assemblée générale, la majorité du Conseil eût abandonné à la minorité la présidence d'une assemblée si importante pour l'avenir de la Compagnie? Au surplus, comment M. Monternault réclame-t-il la présidence de l'Assemblée qui ne lui a jamais été accordée par le Conseil d'administration, lorsqu'il sait trop bien que le Conseil lui a retiré, pour abus de pouvoir, même les fonctions temporaires qu'on lui avait confiées ?

M. Monternault dit qu'il ne se rappelle pas bien avoir reconnu la réserve faite.

Tous les membres de la majorité du Conseil, présents à la séance, confirment la réserve formelle faite dans cette nomination et le droit du vice-président statutaire.

M. Monternault dit qu'il ne laissera pas commencer la séance s'il ne préside pas l'Assemblée.

Il ne cédera à personne son mandat de président.

Des protestations s'élèvent de toutes les parties de l'Assemblée contre la prétention de M. Monternault.

MM. Morisseau et de Bourmont appuient cette prétention. Les protestations deviennent plus énergiques.

M. de La Valette déclare que, malgré la persistance de M. Monternault, il ne peut déserter un devoir. Indépendamment de son droit incontestable déterminé par les statuts, il est facile de connaître en ce moment les intentions du Conseil d'administration. Deux membres ont désigné et désignent encore, même malgré la volonté de l'Assemblée, M. Monternault pour la présidence de l'Assemblée. Sept membres sur huit ont pris la délibération suivante, qu'ils confirment devant l'Assemblée.

Le vice-président ayant exprimé le désir de ne point présider l'Assemblée générale « le Conseil décide que l'Assemblée générale du 25 septembre sera présidée par M. Austin, et qu'en cas d'absence ou d'empêchement de la part de M. Austin, M. le colonel Barman présidera l'Assemblée. Cette décision étant prise sans préjudice des droits du vice-président qui sont maintenus dans leur entier. » (Extrait de la séance du 27 septembre 1860.)

M. Monternault connaît parfaitement cette décision prise sous la présidence de M. le baron Jules Portalis, puisque M. de Bourmont assistait à la séance; l'insistance que met M. Monternault à s'emparer de la présidence malgré la volonté et la décision de la majorité de ses collègues, leur fait craindre à juste titre qu'il n'abuse de ses fonctions dans l'Assemblée, comme il l'a fait de la manière la plus grave dans les deux séances du Conseil qu'il a présidé.

M. de La Valette ajoute qu'il avait demandé à ne point présider l'Assemblée. Ses collègues lui en ont fait l'obligation, à l'ouverture de la séance; si l'Assemblée veut bien y consentir, il demande que la présidence soit remplie par l'administrateur anglais, M. Austin, qui avait été désigné par la majorité du Conseil; il y aurait certitude pour tous, dans ce choix, de la plus entière indépendance.

Un actionnaire, M. Letulle, demande à l'Assemblée de lui lire deux articles des statuts :

« L'Assemblée générale est présidée par le président ou le vice-président du Conseil d'administration.

« Les fonctions de scrutateurs sont remplies par les deux plus forts actionnaires présents au moment de l'ouverture de la séance et qui auront accepté.

« Le bureau désigne le secrétaire. »

M. Monternault interrompt M. Letulle; le président maintient la parole à ce dernier.

D'après les explications données, il n'y a point de président du Conseil d'administration : il est donc bien évident que c'est au vice-président du Conseil à présider l'Assemblée.

M. Monternault s'écrie encore qu'il est seul président.

M. Letulle prie M. Monternault de ne plus l'interrompre. Il est temps, dit-il, que ce scandale finisse et que l'on cesse d'abuser ainsi de la patience de l'Assemblée. Il est temps qu'un administrateur n'entretienne pas dans l'Assemblée des prétentions et un désordre qui empêche les actionnaires de s'occuper de l'objet de leur réunion.

En présence de la décision de la majorité du Conseil, du vœu manifesté par l'Assemblée, comment M. Monternault persiste-t-il avec tant de ténacité à vouloir remplir les fonctions que lui refusent les statuts, les décisions du Conseil, la volonté de l'assemblée?

M. de Teste et plusieurs membres appuient les arguments de M. Letulle.

L'Assemblée paraît s'associer tout entière aux opinions émises et aux sentiments exprimés par M. Letulle et par les actionnaires qui ont parlé dans le même sens.

Le président dit que M. Monternault a la parole. M. Monternault répond qu'il n'accepte pas la parole qu'on lui donne, qu'il la prend de sa propre volonté, qu'il présidera l'Assemblée ou qu'elle n'aura pas lieu.

Une explosion d'indignation accueille cette nouvelle déclaration.

Malgré les plus vifs reproches, les demandes formelles d'exclusion qui partent de tous les points de l'Assemblée, M. Monternault déclare qu'il ne cédera point. Il demande que le président soit nommé au scrutin secret. Plus de cinquante membres se lèvent contre cette étrange prétention; MM. Morisseau, de Bourmont, Pisson, Blacque et quelques membres appuient la prétention de M. Monternault.

Un membre dit qu'il est bien étrange qu'une si faible minorité veuille faire la loi à l'Assemblée, qui vient de se prononcer d'une manière si énergique; qu'il est bien extraordinaire aussi que l'on demande de perdre une heure pour le scrutin secret, au sujet d'une question tranchée par les statuts et la majorité du Conseil d'administration et qui ne peut avoir d'importance si M. Monternault ne veut pas abuser de la présidence.

M. Monternault donne de nouveau à la minorité le signal des mêmes violences en refusant de demander la parole au président et de la laisser donner à d'autres.

L'Assemblée réclame énergiquement le silence et la fin de ce désordre. Malgré les invitations réitérées du président et les demandes les plus pressantes de la presque unanimité de l'Assemblée, MM. Monternault, de Bourmont, Morisseau et Pisson, persistent dans leur prétention et leurs violences.

Plusieurs membres expriment leur étonnement que le tumulte dans l'Assemblée vienne uniquement de trois administrateurs et d'une si faible minorité dans l'Assemblée : treize personnes seulement forment cette minorité.

M. Monternault déclare qu'il ne renoncera pas à son droit de président et qu'il préfère l'ajournement de l'Assemblée générale, la levée de la séance.

L'Assemblée presque tout entière se lève et demande l'expulsion immédiate des trois perturbateurs du Conseil.

M. de La Valette essaye en vain d'apaiser le bruit. Chaque fois que l'agitation se calme, M. Monternault, aidé de ses amis, le ranime de nouveau, en déclarant toujours qu'il veut présider l'Assemblée et qu'ils ne laisseront pas continuer la séance.

Enfin M. de La Valette annonce à l'Assemblée que M. le président du Conseil d'État demande la parole.

Aussitôt un profond silence s'établit.

M. le président du Conseil d'État, Allet, dit que le gouvernement du Valais, qui a donné à la Compagnie ses premières et principales concessions et qui a homologué les statuts régissant la Compagnie, a, conformément aux conventions de la concession, envoyé des représentants pour prendre connaissance de la marche de la Compagnie et du compte rendu fait à l'Assemblée générale.

Il lui sera pénible d'avoir à faire connaître à son gouvernement l'étrange et déplorable spectacle dont il vient d'être le témoin. Il savait déjà les dissidences qui entravaient la marche de la Compagnie, il savait quelle était la fraction du Conseil qui causait ces dissidences et combien elles étaient funestes à la prospérité de la Compagnie.

Le gouvernement du Valais se considère comme le gardien des statuts, comme le protecteur des actionnaires et des capitaux engagés; il ne permettra pas que l'on viole les statuts, que l'on entrave comme on l'a fait la marche de la Compagnie. Ce qui se passe dans le Conseil compromet gravement la Société; en prolongeant cette situation de dissidences et d'entraves, l'on expose la Compagnie à des refus de prolongation de délai, refus qui auraient la plus fâcheuse gravité pour la Compagnie.

M. le président du Conseil d'État ne comprend pas la persistance de M. Monternault à réclamer des fonctions qui ne lui appartiennent pas. Il donne de nouveau lecture des articles des statuts relatifs à la présidence; il demande si le Conseil d'administration a nommé le président définitif; il ne peut admettre qu'une nomination eût été faite, puisque le Gouvernement n'a reçu aucune notification à cet égard. Personne dans le Conseil n'affirme même que cette nomination ait eu lieu. S'il y a une nomination régulière, n'est-il pas bien temps d'en donner la preuve ?

Jusqu'à ce que cette preuve soit donnée, le gouvernement ne connaît qu'un vice-président officiel de la Compagnie, à qui appartiennent toutes les fonctions du président, qui a seul droit de présider l'Assemblée, lors même que la majorité du Conseil ne lui aurait pas maintenu son droit, ses fonctions, comme l'Assemblée peut encore s'en convaincre.

La prétention de M. Monternault est inadmissible tant qu'il ne justifiera pas d'une nomination régulière et définitive à la présidence du Conseil.

M. le président du Conseil d'État supplie M. Monternault lui-même, les deux membres de la minorité, de ne pas persister plus longtemps dans leurs prétentions, de ne pas troubler plus longtemps la séance; il demande à l'Assemblée de passer à l'ordre du jour.

Ces paroles sont accueillies avec les plus chaleureux applaudissements.

M. Monternault proteste et dit qu'il ne reconnaît en aucune façon l'intervention du Gouvernement du Valais à l'Assemblée, que l'opinion de M. Allet est une opinion individuelle, et qu'il entend garder la présidence malgré cette opinion; il demande l'ajournement de l'Assemblée.

Une nouvelle explosion de murmures violents éclate dans l'Assemblée, et presque tous les actionnaires se livrent et adressent les reproches les plus sévères à M. Monternault et aux deux administrateurs qui le soutiennent.

M. de La Valette se lève et dit alors avec la plus vive indignation, qui met fin au tumulte : « Il faut en finir; messieurs les actionnaires, la séance est ouverte. »

D'énergiques applaudissements accueillent cette déclaration.

M. Monternault dit qu'il n'accorde pas la parole à M. de La Valette.

Des rires d'abord, puis, par suite de la nouvelle insistance de MM. Monternault, de Bourmont et Morisseau, les expressions les plus vives de blâme partent encore de tous les points de l'Assemblée.

Les accusations les plus injurieuses se font entendre.

Le président annonce qu'il va constituer le Bureau aux termes des statuts; il fait l'appel des plus forts actionnaires. M. de Teste est le plus fort actionnaire inscrit. Après lui vient M. de Bourmont, en comptant toutes les actions qu'il représente, puis MM. Garella, Blacque et divers autres.

M. de Bourmont déclare qu'il persiste à protester contre la constitution du Bureau. A son refus, le président appelle M. Garella.

Les deux scrutateurs prennent place au Bureau.

M. Mercier est désigné comme secrétaire.

MM. Monternault, Morisseau et de Bourmont persistent et demandent encore le scrutin sur la formation du Bureau. Les mêmes protestations les plus énergiques de l'Assemblée accueillent cette nouvelle tentative de désordre.

M. de La Valette dit que maintenu à la présidence par le texte des statuts, par le vote de la majorité du Conseil, par les acclamations presque unanimes de l'Assemblée, par la déclaration des représentants du Conseil d'État du Valais, il saura, avec l'appui du Bureau et de l'Assemblée, faire respecter l'ordre et permettre à l'Assemblée de s'occuper des graves délibérations qui sont à l'ordre du jour et qui ont fait faire aux actionnaires un si long voyage. Les communications importantes qu'il a le bonheur de pouvoir soumettre à l'Assemblée, au sujet de la partie française de la ligne d'Italie et du concours du gouvernement français, lui font regretter bien vivement les dissentiments déplorables qui viennent de se produire et de prendre un temps si précieux.

M. Monternault se lève. Le président dit qu'il lui donne la parole. M. Monternault répond qu'il n'a pas besoin qu'on lui donne la parole ; qu'il la prend de son autorité privée, qu'il ne reconnaît pas le Bureau constitué. MM. de Bourmont et Morisseau l'appuient.

L'Assemblée presque tout entière demande encore l'exclusion des perturbateurs et leur démission.

M. Monternault réclame alors la parole que l'Assemblée paraît vouloir lui refuser.

Le président maintient la parole à M. Monternault, et il prie l'Assemblée d'écouter M. Monternault avec le plus grand calme, surtout pour une question personnelle aussi grave.

M. Monternault dit de nouveau qu'il n'accepte pas la parole qu'on lui donne, qu'il la prend de son autorité privée, et soulève un nouvel orage que le président a beaucoup de peine à calmer.

Chaque fois que le silence est obtenu, MM. Monternault, Morisseau et de Bourmont et les mêmes personnes interrompent les actionnaires qui ont la parole et provoquent un tumulte qui excite la plus vive indignation de l'Assemblée, qui fait demander à plusieurs reprises l'exclusion de l'Assemblée et du Conseil contre les trois principaux perturbateurs siégeant au Bureau.

Plusieurs membres s'écrient que c'est un parti pris d'ajourner l'Assemblée générale.

M. Monternault obtient encore la parole, sur la demande du président, qui lui suppose l'intention de se justifier.

M. Monternault déclare qu'il va mettre fin au tumulte, que le président du Conseil d'État de Genève a mis à sa disposition un commissaire de police avec des agents et qu'il va requérir leur ministère contre l'usurpation du Bureau dans l'Assemblée.

En ce moment a lieu une nouvelle explosion d'indignation et de blâme; M. le président du Conseil d'État du Valais se lève, au milieu d'un profond silence qui s'établit immédiatement, et dit que M. Monternault se trompe. Ce n'est pas à la disposition de M. Monternault que le commissaire de police de Genève a été mis, ce magistrat est aux ordres des représentants du gouvernement du Valais, et si M. Monternault et ses amis persistent à troubler l'ordre d'une façon aussi scandaleuse, s'ils persistent à empêcher l'Assemblée de s'occuper de son ordre du jour, à la rendre impossible, le commissaire de police, sur la demande du Bureau de l'Assemblée, expulsera les vrais perturbateurs.

M. Monternault, sur cette déclaration, se résigne enfin au silence; mais chaque fois que le président donne la parole à l'un des membres de l'Assemblée, il dit à mi-voix : « Je vous donne la parole. »

Au moment où le président passe à l'ordre du jour, M. de Bourmont réclame de nouveau le scrutin secret sur la nomination du président; MM. Morisseau et Monternault se joignent à lui pour demander la levée de la séance et l'ajournement de l'Assemblée générale. Ces diverses réclamations, soutenues par MM. Morisseau et Monternault, donnent encore lieu à un désordre qui dure pendant une demiheure et attire à leurs auteurs les plus violentes apostrophes.

Enfin le président, après avoir épuisé tous les efforts de conciliation, toutes les ressources de la patience, déclare aux trois perturbateurs du Conseil que sur les instances de l'Assemblée et du Bureau, il est obligé de les faire expulser, s'ils persistent à troubler la séance et à demander l'ajournement de l'Assemblée.

La résistance et les cris des trois administrateurs continuent, malgré les prières du président, les représentations des membres du Bureau et les reproches de l'Assemblée. M. de Bourmont frappe à plusieurs reprises avec sa canne sur la table. On entend dans l'Assemblée : « Pas de canne ! A la porte M. de Bourmont ! A la porte les trois perturbateurs qui veulent nous entraver, nous ruiner ! »

Le président consulte le Bureau et dit : « Au nom de l'Assemblée, au nom du Bureau, monsieur le commissaire de police, faites votre devoir, faites retirer les perturbateurs. »

Le commissaire de police s'avance vers MM. de Bourmont, Morisseau et Monternault, leur montre son bâton d'argent et leur intime l'ordre de sortir. M. de Bourmont résiste violemment; le commissaire lui déclare qu'il sera obligé d'appeler ses agents, M. de Bourmont ne veut pas sortir et les agents l'enlèvent de force hors de la salle; de vifs applaudissements éclatent, et de tous les points de l'Assemblée on demande l'expulsion de MM. Morisseau et Monternault.

Le président dit que l'exemple qui vient d'être fait suffira sans doute.

La tranquillité se rétablit à ce moment.

Le président ajoute que l'Assemblée va pouvoir enfin passer à son ordre du jour, mais il déclare qu'il n'a accepté jusqu'à ce moment d'occuper la présidence que pour accomplir un devoir, pour empêcher l'ajournement de l'Assemblée et pour rétablir l'ordre désormais assuré, il l'espère du moins. Il remercie l'Assemblée du concours qu'elle lui a donné et il demande la permission de céder le fauteuil à M. William Austin, qui avait été désigné par la majorité du Conseil pour présider l'Assemblée générale.

M. William Austin prend la présidence. Il indique la régularité des formalités de publications faites et passe à l'ordre du jour.

La parole est donnée à la Commission des comptes.

M. Pisson donne lecture du rapport de la Commission qui conclut à l'approbation des comptes de la Compagnie.

Après la lecture de ce rapport qui doit être annexé au procès-verbal, M. de Bourmont, que M. de La Valette avait laissé rentrer, réclame la parole et il demande à M. Pisson des explications, notamment sur la visite qu'ils ont faite ensemble à la caisse de Martigny. Il demande aussi à M. Pisson de donner des explications sur le compte de M. de La Valette avec la Compagnie.

M. Pisson raconte qu'il a trouvé dans la caisse de Martigny un billet de dix mille francs tiré par M. Claivaz sur la Banque de Sion. Il parle aussi d'irrégularité dans les comptes de Martigny.

M. Claivaz demande la parole.

L'un des membres de la Commission des comptes se lève, et s'adressant à M. Pisson avec la plus vive indignation, s'écrie : « C'est une calomnie! »

M. Pisson continue et donne des explications sur le compte de M. de La Valette. Il insinue que M. de La Valette est débiteur envers la Compagnie.

M. de La Valette demande la parole après M. Claivaz.

Les deux autres membres de la Commission protestent énergiquement contre l'insinuation malveillante et calomnieuse de M. Pisson.

M. Cavalier demande la parole.

M. de La Valette interpelle M. Pisson avec la plus vive indignation.

M. Claivaz explique qu'il a l'habitude de tirer sur la Banque du Valais pour la commodité du service. Le billet trouvé dans la Caisse est un mandat sur la Banque qui a été payé par la Banque à présentation.

Le directeur de la Banque, interpellé par lui, déclare qu'il en est toujours ainsi, et que le mandat qui devait lui être présenté, le lendemain de la visite de M. de Bourmont, a été immédiatement soldé par la caisse de la Banque, sans autre avis de M. Claivaz, et que le crédit de M. Claivaz à la Banque de Sion est illimité.

La parole est à M. Cavalier, membre de la Commission.

Il dit que la profonde indignation qu'il éprouve doit lui permettre de déclarer que M. Pisson vient de commettre deux insignes lâchetés et que les insinuations de M. Pisson sont d'autant plus coupables que M. Pisson calomnie sciemment. Les explications données dans les bureaux de M. le directeur Claivaz avaient pleinement satisfait la Commission; il ne comprend pas comment M. Pisson a osé jeter cette insinuation dans l'Assemblée.

Quant au compte de M. de La Valette, qui date de la fondation de la Compagnie, M. Pisson doit savoir mieux que personne que M. de La Valette est créancier de la Compagnie d'une somme beaucoup plus considérable que celle portée à son crédit; que la majorité du Conseil, comme le rapport de la Commission, l'a constaté dans plusieurs pièces et procès-verbaux signés; que pendant plus de deux ans la minorité s'est opposée au règlement de compte dont elle fait une machine de guerre; c'est M. Pisson lui-même qui a supplié M. de La Valette de ne pas insister pour le règlement avant l'Assemblée générale, lui déclarant que s'il s'élevait la moindre observation, il serait le premier à prendre la parole, et à repousser énergiquement toutes fausses interprétations, en disant que la Commission n'avait pas la moindre critique à faire sur son compte.

Il n'y a pas, ajoute M. Cavalier, de termes assez forts pour qualifier la conduite de M. Pisson et de semblables machinations.

Il invoque au surplus le témoignage de M. Lulvès, son collègue de la Commission des fonds.

M. Lulvès confirme ce que vient de dire son collègue M. Cavalier.

Toute l'Assemblée s'associe à l'indignation exprimée par les deux membres de la Commission, et les qualifications les plus violentes sont adressées à M. Pisson.

M. de La Valette demande la parole.

On lui crie de toutes parts: « Non, non, ne répondez pas à ces infamies, à ces calomnies! »

M. de La Valette insiste pour parler.

Le président, M. William Austin, dit que les déclarations de la majorité de la Commission, les manifestations de l'Assemblée dispensent M. de La Valette de répondre aux insinuations de M. Pisson.

L'ordre du jour rappelle la lecture du rapport fait au nom du Conseil d'administration.

La parole est à M. de La Valette, rapporteur.

Avant la lecture de son rapport, M. de La Valette dit qu'il a obéi à la volonté de l'Assemblée et du Bureau en ne répondant pas à M. Pisson; il croit néanmoins devoir déposer sur la table, et mettre à la disposition de tous, les documents qui condamnent sévèrement les insinuations de M. Pisson. Le rapport d'une Commission de trois administrateurs, les décisions du Conseil le dispensent sans doute autant que l'indignation des deux membres de la Commission des comptes et de l'Assemblée, de toute explication; mais il ne doit pas, néanmoins, laisser ignorer que M. Pisson est l'homme d'affaires de M. Monternault, son ALTER EGO, présenté par lui pour entrer dans la Commission des comptes, et qu'il est facile de comprendre maintenant, après le triste spectacle donné par M. Monternault à l'Assemblée, d'où viennent les indignes attaques dont M. Pisson est l'éditeur contre deux collègues de M. Monternault, attaques qui expliquent la conduit passée des trois dissidents au sujet de ce compte, attaques dont la majorité de l'Assemblée et celle de la Commission ont fait une si éclatante justice.

M. de La Valette commence ensuite la lecture de son rapport fait au nom du Conseil d'administration.

Après avoir lu l'exposé, et avec l'autorisation de l'Assemblée, en raison de l'heure avancée, il fait de vive voix l'analyse de plusieurs chapitres ; il lit seulement les passages d'un intérêt spécial pour les actionnaires réunis ; puis, en terminant et en résumant le rapport, le rapporteur constate combien l'année qui vient de s'écouler a été heureuse pour la Compagnie.

Une nouvelle voie ferrée de vingt-quatre kilomètres, jusqu'à Sion, a été ouverte.

La petite section qui va rejoindre la nouvelle frontière française est très-avancée.

La Compagnie a fait l'acquisition d'un nouveau bateau à vapeur à des conditions très-avantageuses, et le service régulier, indépendant de la correspondance du chemin de fer de Genève, est désormais la propriété de la Compagnie.

Le capital destiné à l'exploitation du réseau de la ligne d'Italie s'est accru de quinze millions, produit des obligations, sans compter les autres sommes importantes que les développements de l'entreprise ont fait rentrer sur les actions en retard.

Les études de tout le réseau sont achevées. Les plans des concessions sardes ont été déposés au ministère à Turin. Les études du Chablais sont prêtes à être soumises au gouvernement français.

Le cautionnement d'un million, versé dans les caisses du Piémont, a régularisé la position de la Compagnie pour ses nouvelles concessions depuis Arona, sur le lac Majeur, tête de ligne des chemins sardes et lombards, jusqu'au canton de Genève.

Un service fédéral, établi par suite d'une convention entre le gouvernement suisse et la Compagnie, assure la traversée rapide et plus facile du Simplon à Domo d'Ossola, quel que soit le nombre de voyageurs arrivés à la dernière station de notre ligne dans la vallée du Rhône.

Des correspondances importantes ont été établies de chaque côté des Alpes, et les agences, comme la clientèle des Messageries générales, sont exclusivement assurées à la Compagnie par un traité pour tous les transports que la ligne peut desservir.

De chaque côté de la chaîne alpine, surtout au nord, l'exécution des voies ferrées qui viennent rayonner aux deux extrémités de notre ligne est très-avancée, et le transit de notre chemin du Simplon ressentira promptement les fécondes conséquences des sommes considérables dépensées par d'autres compagnies pour augmenter les affluents de la ligne d'Italie.

Le rapporteur ajoute qu'en constatant ces heureux résultats obtenus pendant l'exercice qui vient de s'écouler, il convient de placer au premier rang les espérances et les promesses données par le gouvernement français. Ces espérances, ces promesses, la situation nouvelle de la Compagnie, réclament des mesures, des décisions sur lesquelles l'Assemblée générale est appelée à voter.

Le rapporteur espère que, par l'accord et l'unanimité de ses décisions, l'Assemblée donnera une valeur nouvelle à l'entreprise de la ligne d'Italie, un accroissement à son crédit, de nouveaux éléments d'avenir à sa prospérité. Il pense que les diverses appréciations consignées dans le rapport présenté au nom du Conseil ne seront pas contraires aux convictions des membres de l'Assemblée, et que l'Assemblée donnera une nouvelle force dans l'opinion publique à ces appréciations en les approuvant à l'unanimité.

Il serait bien inutile d'insister sur les avantages du raccordement du chemin de fer de Lyon à Genève sur le territoire français avec le concours du gouvernement.

Les délégués désignés par le Conseil d'administration pour conclure, sur la demande du ministre des travaux publics, toute convention relative à ce chemin de fer prolongé, sont autorisés à dire à l'Assemblée que l'Empereur veut l'exécution de ce chemin, et que son ministre des travaux publics a reçu ses instructions expédiées pendant le voyage de Thonon. Ils sont autorisés à dire qu'en déclarant ce chemin de fer d'utilité publique, le gouvernement de l'Empereur entend laisser à la Compagnie un produit suffisamment rémunérateur pour les capitaux engagés; que le concours de l'État serait tout l'excédant des dépenses qui ne seraient pas couvertes par les revenus de la ligne. La propriété des chemins de fer français, constituée avec cette proportion de concours par l'État, indique assez ce que la Compagnie peut espérer pour son avenir de cette volonté bienveillante de l'Empereur et de cette sage application par son gouvernement. Il est indispensable de donner au Conseil d'administration tous les pouvoirs pour conclure avec le gouvernement français sans qu'il soit nécessaire de recourir à une nouvelle Assemblée générale.

Leministre des travaux publics a dit aux délégués de la Compagnie qu'il était impossible de rien conclure définitivement sans le vote de ces pouvoirs. Il a ajouté qu'il regrettait les retards fâcheux causés par la nécessité du vote de l'Assemblée, dans la prompte exécution de la volonté de l'Empereur.

De nouveaux développements donnés à la ligne d'Italie nécessiteront aussi quelques modifications dans la concession de Genève et dans le service du Simplon.

Les continuations du réseau lombard de Milan à Sesto-Calende, sur le lac Majeur, exigent que la Compagnie, usant de l'une des facultés de ses concessions sardes et du droit qui lui a été assuré sur les prolongements, demande au gouvernement piémontais la concession d'Arona à Sesto-Calende. Il y aura lieu de demander à cet égard des pouvoirs suffisants au conseil d'administration.

Le rapporteur fait connaître ensuite que l'exécution de la nouvelle section, l'augmentation du capital a permis de se conformer au vœu exprimé dans la dernière assemblée générale pour le complément statutaire du Conseil d'administration.

Le Conseil, aux termes de l'article 14 des statuts, a nommé quatre nouveaux membres du Conseil :

MM. Prosper-Flury Érard, banquier; Maximilien de Joguet, secrétaire de légation; le colonel Joseph Barmann, ancien ministre de la confédération suisse en France; le baron Jules Portalis, député.

« L'on sait, dit le rapporteur, combien les questions d'élection sont délicates; l'on sait combien il est difficile de réunir l'unanimité lorsqu'il s'agit de choisir dans une liste où chacun des noms honorables présentés ont obtenu nécessairement d'avance des sympathies individuelles et très-décidées. Lorsqu'une liste est trop nombreuse, la plus haute honorabilité des candidats ne peut empêcher des sacrifices pénibles qui laissent de vifs regrets à ceux-là mêmes, électeurs ou élus, qui ont réuni la majorité dans le scrutin.

« Il ne faut donc pas s'étonner, ajoute M. de La Valette, que cette élection ait créé une dissidence dans le Conseil, mais cette dissidence, comme toutes celles qui se sont produites à Paris ou à Genève, ne saurait durer longtemps. »

Les intérêts de la Compagnie dominent toutes les questions de personnes. Des luttes permanentes au sein du Conseil seraient désastreuses, et la majorité est très-résolue à faire à la minorité, pour obtenir le plus entier accord, toutes les concessions qui ne seraient pas contraires au sérieux intérêt de la Compagnie; mais aussi elle est également résolue, avec le concours des actionnaires, à ne pas déserter le mandat confié au Conseil et à triompher des résistances et des obstacles qui entraveraient la marche de la Compagnie, qui compromettraient son avenir.

L'Assemblée reconnaîtra certainement que les nouveaux administrateurs choisis présentent toutes les garanties désirables pour augmenter le crédit de la Compagnie, pour assurer la bonne marche des travaux et consolider les heureux résultats que promet le bienveillant concours du gouvernement français.

Aux termes des statuts, les nominations faites par le premier Conseil n'exigent pas l'approbation de l'Assemblée générale ; mais une sanction morale des actionnaires est un précieux encouragement pour les administrateurs nommés comme pour les administrateurs anciens qui les ont choisis. Cet encouragement ne serait certainement pas refusé par l'Assemblée.

L'accord le plus entier entre les actionnaires et les administrateurs sera toujours l'un des éléments les plus nécessaires à la prospérité de la Compagnie. Le Conseil fera tous ses efforts pour maintenir cette précieuse union.

L'Assemblée accueille avec les plus vives marques d'assentiment la lecture et l'analyse du rapport, ainsi que les considérations et le résumé présentés par le rapporteur.

Le président demande à voter l'approbation du rapport.

Un membre pense que l'approbation du rapport résulte des marques presque unanimes d'assentiment déjà données.

M. de Bourmont dit que le rapport n'a pas été approuvé.

Un autre membre réclame un vote spécial.

Le président dit que, puisque l'on n'est pas d'accord, il va mettre successivement en délibération les diverses résolutions soumises au vote de l'Assemblée.

La première proposition est l'approbation à donner au rapport de la Commission des comptes.

Personne ne demande la parole sur cette question ; elle est mise aux voix.

Presque toute l'Assemblée vote pour ; à la contre-épreuve, quelques mains se lèvent contre.

Le président déclare la proposition adoptée.

L'Assemblée passe à l'ordre du jour.

Quelques membres demandent le scrutin secret sur la résolution qui vient d'être votée.

Le président leur déclare qu'il est impossible, après avoir posé l'ordre du jour, de revenir sur un vote, et que les dissidents trouveront une autre occasion de réclamer le scrutin et de compter leurs voix.

Les réclamants insistent; le Bureau décide qu'il n'y a pas lieu de faire droit à leur demande.

La discussion s'engage ensuite sur la question du rapport présenté au nom du Conseil d'administration par le vice-président de la Compagnie.

Un membre dit qu'il a déjà été approuvé, ce qui est contesté par d'autres membres.

M. de La Valette propose d'ajourner l'examen de cette question après le vote de la troisième résolution à prendre, concernant « l'approbation du prolongement de la ligne d'Italie jusqu'à celle de Lyon à Genève, sur territoire français, pour être exécuté au moyen d'une subvention de l'État, d'une garantie d'intérêt ou du bénéfice de la loi de 1842, et sur les pouvoirs les plus étendus à donner au Conseil d'administration pour contracter, avec le gouvernement français, une convention au sujet de ce chemin. »

M. le rapporteur pense que cette question obtiendra un vote unanime de l'Assemblée.

Le président propose de mettre cette résolution aux voix; les mêmes membres demandent le scrutin secret. Presque tous les actionnaires insistent pour qu'il soit voté immédiatement par assis et levé. Il leur paraît impossible, après toutes les explications données par M. de La Valette, qu'il y ait le moindre dissentiment sur une proposition aussi avantageuse pour la Compagnie. MM. Monternault, Morisseau et de Bourmont insistent pour le scrutin secret et protestent contre le vote assis et levé sur cette question; dix membres, MM. Paul Blacque, Lacroix, Teuré, Lévi, Courpon, Pisson, Gourlet, de La Hante, Stiegler, de Joybert, appuient la demande du scrutin secret.

Le président décide que le scrutin secret étant demandé par plus de dix membres, il va être procédé au vote par bulletins. Il donne de nouveau lecture de la proposition et dit que les bulletins devront contenir : *oui*, ou *pour*, ou bien : *non*, ou *contre*.

On procède à l'appel nominal sur la feuille de présence; les scrutateurs inscrivent sur le dos du bulletin, après vérification au registre, le nombre de voix de chaque votant; après l'épuisement de la feuille de présence acceptée par tous, il est procédé à l'appel des diverses réclamations.

M. de La Valette fait remarquer que, sans contester ou approuver la validité des diverses prétentions parvenues au Bureau, il lui paraît impossible de ne pas enregistrer le vote d'actionnaires sérieux qui justifient la possession de leurs titres, et, pour quelques-uns, d'un dépôt fait à la Compagnie; mais il croit juste qu'une mention spéciale soit consignée au procès-verbal pour indiquer, ainsi que le demande M. Monternault, les circonstances particulières qui se rattachent à ces derniers votes.

M. Chavot, en justifiant de 215 actions dont il est porteur donnant droit à 5 voix, demande à être admis au scrutin et déclare voter pour. M. Lelarge, propriétaire de 40 actions, et par conséquent d'une voix, fait la même déclaration.

MM. Roux et Devaux, acquéreurs ou représentants de 800 actions de M. Cappeau, déposées depuis plusieurs mois à la Compagnie, demandent aussi à compter dans le vote les 20 voix dont ils disposent, et ils déclarent voter pour dans leur bulletin à part.

Ils ont réclamé leur admission par acte judiciaire avant la séance, leur demande de cartes ayant été refusée à Paris en référé.

Pendant le scrutin, M. de Bourmont a plusieurs fois renouvelé ses protestations, ses interruptions continuelles, et, par ses récriminations et son inquisition défiante près des scrutateurs, il soulève plusieurs fois les murmures de l'Assemblée et provoque encore la demande de son éloignement et de sa démission. Il est soutenu par ses deux collègues, auxquels il attire de nouvelles et violentes attaques. M. Morisseau s'approche de M. de La Valette et lui déclare qu'il n'a jamais été son adversaire, comme on le lui reproche; il lui demande de le défendre et de le protéger contre les violences dont il est l'objet.

Le vice-président sollicite et obtient la cessation de toute attaque.

Le dépouillement du scrutin, sans compter les voix qui ont été contestées et qui ont voté POUR dans leur bulletin mis à part, donne 365 voix dont 222 POUR et 143 CONTRE. Majorité, 78 voix, sans compter les 26 voix POUR mises à part; en tout, par conséquent, 105 voix de majorité POUR.

M. de Bourmont fait remarquer que M. Garella est inscrit pour 11 voix et qu'il n'a que 10 voix aux termes des statuts.

Il est fait droit à cette réclamation.

Aucune autre réclamation n'étant produite, le président déclare que la troisième proposition est adoptée.

L'approbation des comptes et du rapport présenté au nom du Conseil d'administration par le vice-président, M. de La Valette, est ensuite mise aux voix et adoptée à une grande majorité.

Le président met aux voix la quatrième proposition : « Tous pouvoirs sont donnés au Conseil d'administration pour améliorer le service du Simplon, pour faire avec les gouvernements intéressés toute convention relative à la traversée de la montagne. »

Un membre demande de renvoyer la séance au lendemain.

Le Bureau et l'Assemblée décident que la séance continuera.

Des membres demandent alors le scrutin secret sur la question proposée; M. de Bourmont appuie le scrutin secret.

Il est répondu qu'il est bien étrange que l'on veuille ainsi abuser de la patience de l'Assemblée, alors que la question a si peu d'importance et que le premier scrutin a duré plus d'une heure.

La quatrième proposition est mise aux voix et adoptée.

MM. Monternault, Morisseau et de Bourmont et cinq ou six autres membres dans l'Assemblée votent CONTRE.

Le président donne lecture de la cinquième proposition, ainsi conçue : « L'Assemblée donne au Conseil d'administration de nouveaux pouvoirs pour traiter avec le gouvernement de Genève des modifications que la prolongation votée nécessiterait dans le Conseil de Genève. »

La proposition ne donnant lieu à aucune observation, le président la met aux voix; elle est adoptée à une très-grande majorité.

MM. Morisseau, de Bourmont et deux ou trois membres votent CONTRE.

Le président fait connaître qu'il va mettre aux voix la sixième proposition : « L'Assemblée donne tous pouvoirs au Conseil d'administration pour traiter avec le gouvernement sarde de la section d'Arona à Sesto-Calende et de sa jonction avec les chemins lombards. »

Personne ne demandant la parole sur cette proposition, elle est mise aux voix et adoptée par l'Assemblée.

Le président fait remarquer qu'elle a été votée à l'unanimité, personne n'indiquant voter contre.

M. de Bourmont déclare qu'il a voté contre la proposition.

Le président dit : « La sixième proposition est adoptée à l'unanimité, moins M. de Bourmont. » (Les rires éclatent dans l'Assemblée.)

Le Président met aux voix la septième proposition sur les modifications du capital social, par suite de nouvelles concessions.

Diverses observations sont présentées sur la première rédaction, en tenant compte de ces observations; le rapporteur du Conseil propose la rédaction définitive suivante:

« L'Assemblée générale, en vertu des pouvoirs qui lui sont conférés comme assemblée générale extraordinaire par les articles 36, 44 et par les paragraphes 15 et 16 de l'article 20, notamment, en ce qui concerne l'accroissement de son réseau, décide qu'en prévision de nouvelles concessions à demander aux gouvernements français et sarde, le capital social sera modifié et augmenté; elle décide aussi qu'en modifiant le fonds social, la conversion des actions en retard sera opérée, en tant que possible, d'après les principes de conversion déjà adoptés dans d'autres compagnies. »

Cette proposition, ainsi rédigée, est mise aux voix et adoptée.

Quelques membres déclarent s'abstenir; M. de Bourmont proteste.

Le président dit la huitième proposition ainsi conçue :

« L'Assemblée donne au Conseil d'administration les pouvoirs les plus étendus pour s'entendre et conclure avec les gouvernements intéressés, afin de déterminer les changements à opérer dans le chiffre du capital, dans la nature des titres et dans la fixation de leur nombre respectif, par suite notamment de la conversion des actions non libérées. »

Cette proposition est mise aux voix et adoptée sans contestation.

Le rapporteur du Conseil fait connaître que la neuvième proposition a pour objet la nomination d'une Commission qui sera chargée, avec voix consultative, d'étudier, d'accord avec le Conseil d'administration auquel l'Assemblée vient de donner pleins pouvoirs, les modifications les plus avantageuses à opérer dans le chiffre du fonds social et le meilleur mode de conversion pour les titres. Il importe que cette Commission se livre dans un bref délai à cet examen, afin que le Conseil d'administration puisse prendre une prompte décision au moment même où il traitera avec le gouvernement français.

Après diverses observations présentées par quelques membres, la résolution est arrêtée dans les termes suivants :

« L'Assemblée décide qu'une Commission de sept membres, ayant voix consultative, sera chargée d'étudier et de présenter au Conseil d'administration, dans un délai de deux mois, un mode de transformation du capital social et de libération. »

Cette proposition, mise aux voix, est adoptée par l'Assemblée.

Le président demande aux actionnaires présents de vouloir bien désigner les candidats pour la formation de cette Commission; plusieurs membres proposés dans une liste s'excusent sur des impossibilités de temps, d'absence ou de connaissances spéciales. L'Assemblée consultée décide que la Commission sera composée de MM. du Housset, Devaux, comte de La Pierre, de Teste, Letulle, Adolphe Blondeau et Mercier.

Un actionnaire demande qu'on adjoigne à la Commission un membre de la minorité de l'Assemblée.

Un actionnaire fait remarquer que par suite de cette adjonction la Commission sera composée de huit membres.

Le vice-président dit que, dans son opinion, il ne voit aucun inconvénient à des adjonctions. Il lui semble que la Commission ne doit pas craindre de réclamer tous les concours utiles qui pourraient lui faire trouver la meilleure solution dans une question si délicate.

Plusieurs actionnaires émettent l'opinion que l'augmentation du capital et la conversion des titres sont bien difficiles, sinon impossibles aux termes des statuts; M. de Bourmont proteste.

Le rapporteur dit que le Conseil d'administration avec le concours de la Commission cherchera et trouvera certainement la solution la plus favorable aux véritables intérêts de tous les actionnaires de la Compagnie.

Un membre de l'Assemblée propose de voter des remercîments à la majorité du Conseil.

Un autre membre propose de consacrer par un vote spécial la nomination de nouveaux administrateurs faite par la majorité du Conseil.

Un membre démontre qu'aux termes des statuts, et pour le premier Conseil d'administration, il n'y a pas lieu de soumettre à l'approbation de l'Assemblée les nouveaux choix.

Un autre membre dit que, quelle que soit l'interprétation donnée aux statuts, il suffirait de voter des félicitations au Conseil pour les choix qu'il a faits; que ces félicitations auraient évidemment la même valeur qu'une approbation en tant que besoin.

Diverses propositions sont communiquées en ce moment aux membres du Bureau ou faites à haute voix dans l'Assemblée contre les membres de la minorité du Conseil; quelques-unes de ces propositions présentent un caractère de violence et sont contraires d'ailleurs aux statuts.

Le vice-président prie les membres de l'Assemblée d'écarter toute pensée de blâme, pour les membres de la minorité, toute rédaction de proposition d'exclusion d'administrateurs anciens qu'ils croiraient devoir soumettre à l'Assemblée en approuvant le choix des nouveaux administrateurs. Il importe de ne laisser aucune trace publique des dissentiments regrettables que les manifestations presque unanimes de l'Assemblée dans cette réunion feront sans doute cesser. Les membres de majorité du Conseil sont résolus à faire les plus grands sacrifices pour obtenir la conciliation, pour maintenir l'union, surtout s'ils rencontrent, comme ils l'espèrent, les mêmes intentions dans la minorité.

Plusieurs rédactions sont proposées par les actionnaires.

La rédaction suivante est mise aux voix et adoptée sans opposition, les membres de la minorité s'abstenant.

« L'Assemblée vote des remercîments et des félicitations à la majorité du Conseil d'administration :

1° Pour le choix qu'elle a fait des quatre nouveaux administrateurs; 2° pour l'énergie qu'elle a montrée contre les obstacles de tous genres qui ont entravé sa marche jusqu'à ce jour. »

Elle émet le vœu que le nouveau Conseil se complète dans le même sens le plus tôt possible.

Le président, M. William Austin, adresse ses remercîments à l'Assemblée pour le concours qu'elle lui a donné, pour toute l'indulgence qu'elle lui a montrée en acceptant avec tant de bienveillance la difficulté qu'il éprouve de s'exprimer en français.

Le vice-président fait connaître qu'un grand nombre d'actionnaires ont témoigné le désir de visiter toute la ligne, et pense que l'Assemblée jugera sans doute convenable de donner suite au projet d'inauguration ou plutôt de train de plaisir pour le surlendemain. L'un des bateaux à vapeur de la Compagnie transportera les actionnaires jusqu'à la première station de la ligne.

Cette proposition est reçue avec acclamation.

La séance est levée à neuf heures et demie.

Le président de l'Assemblée générale : WILLAM AUSTIN.
Le vice-président : comte ADRIEN DE LA VALETTE.
Les scrutateurs : A. DE TESTE, GARELLA.
Le secrétaire : MERCIER.

CONSULTATION DES AVOCATS DE PARIS SUR L'EXÉCUTION DES ACTIONS NON LIBÉRÉES.

Les Avocats à la Cour impériale de Paris, soussignés :

Consultés sur les questions suivantes :

1° L'Assemblée générale des actionnaires des chemins de fer de la ligne d'Italie peut-elle valablement délibérer une mesure ayant pour objet de réduire le capital social établi soit par les statuts originaires, soit par les statuts modifiés en raison des nouvelles concessions demandées et obtenues par la Compagnie ?

Spécialement, peut-elle réaliser cette mesure par la consolidation à un taux réduit des actions dont les versements n'ont pas été intégralement effectués ?

2° Le Conseil d'administration a-t-il le droit de poursuivre, dans les termes de l'article 11 des statuts sociaux, la vente des actions dont les versements appelés n'ont pas été effectués, sans avoir préalablement obtenu un jugement qui ordonne cette vente ? A-t-il le droit de poursuivre personnellement les porteurs desdites actions pour les faire condamner à effectuer les versements en retard ? Peut-il exercer cette action personnelle en l'absence d'un jugement qui la consacre ?

3° Le Conseil d'administration peut-il, la vente des actions se trouvant poursuivie, faire opérer le rachat desdites actions pour le compte de la Compagnie, de manière à les annuler au profit des actionnaires qui ont accompli leurs obligations ?

4° L'Assemblée générale des actionnaires se compose-t-elle de tous les porteurs d'actions, sans distinction de celles qui sont libérées, de celles dont les versements n'ont pas été complétement effectués ; ou bien les porteurs de ces dernières actions doivent-ils être écartés des délibérations de l'Assemblée générale ?

5° L'Assemblée générale des actionnaires a-t-elle le droit de décider qu'un délai sera accordé aux porteurs des actions dont les versements n'ont pas été intégralement effectués ? Le Conseil d'administration peut-il refuser l'exercice de ce droit à l'Assemblée générale ?

Vu les statuts de la Société des chemins de fer de la ligne d'Italie ;

Examen fait des délibérations des Assemblées générales et des débats soulevés dans le sein du Conseil d'administration ;

Connaissance prise de la situation dans laquelle se trouve en ce moment la Société ;

Sont d'avis d'adopter les résolutions suivantes :

Première question.

Les conditions qui règlent le capital social sont, surtout dans une société anonyme, et plus encore dans une société formée pour l'accomplissement de grands travaux publics, des conditions substantielles du contrat de société.

Elles touchent :

1° L'intérêt public engagé dans l'exécution des travaux;

2° L'intérêt des tiers, qui n'ont d'autre garantie que le capital sous la foi duquel ils ont contracté;

3° L'intérêt des associés eux-mêmes, dont chacun n'engage ses capitaux dans l'entreprise qu'en considération de ceux qui s'y trouvent également engagés.

Il suit de là, qu'en présence surtout d'une dette considérable contractée sous la forme d'une émission d'obligations, aucune réduction de capital social ne peut être délibérée valablement par l'Assemblée générale des actionnaires.

Or, telle serait la conséquence d'une mesure qui tendrait à consolider les actions non libérées. Il est manifeste que l'affranchissement des titres équivaudrait à une diminution du capital dans la mesure rigoureusement correspondante aux versements dont les titres seraient affranchis. Une pareille réduction ne pourrait rentrer dans les possibilités légales qu'autant qu'elle ferait corps avec une combinaison dont l'effet serait de reconstituer sous une autre forme le capital originaire, et de désintéresser à la fois et les tiers, qui retrouveraient un gage équivalent, et les associés dont les droits conserveraient leur équilibre primitif.

Deuxième question.

Les statuts sociaux se sont placés dans la prévision que les actions seraient cotées à la Bourse et pourraient ainsi devenir l'objet, même avant leur libération, d'une réalisation courante.

Mais,

D'une part, si d'après les nouveaux statuts les actions dont le capital était originairement fixé à 250 fr. sont aujourd'hui portées, par voie de réunion, au capital de 500 francs, un très-grand nombre d'actions ont conservé leur forme et leur valeur originaire, et la loi de 1856 en prohibe la négociation à la Bourse.

D'autre part, en fait, les actions de la Société ne figurent pas sur la cote du marché public.

Il suit de là que le mode d'exécution prévu dans les statuts ne pouvant pas être rigoureusement satisfait, il est nécessaire de rentrer dans les règles du droit commun et de faire consacrer par jugement à la fois et le droit d'exécution et la forme dans laquelle il sera exercé.

Encore bien que l'article 7 des statuts ne présente pas toute la clarté désirable, il semble en résulter qu'après les versements obligatoires au moment de la souscription, le titre seul est tenu des versements ultérieurs. Il paraît d'ailleurs bien difficile, pour ne pas dire impossible, en fait, de saisir le propriétaire d'un titre au porteur dont la mobilité déconcerte toutes les recherches, et qui, en transmettant l'action à un tiers ou même en sacrifiant son titre lui-même, échappe à toute investigation personnelle.

Troisième question.

En répondant à la première question, nous avons aussi répondu à la troisième :

L'anéantissement d'une partie des actions au profit de la masse équivaudrait à la réduction du capital social; or, une pareille conséquence est également inadmissible, soit qu'elle se réalise dans l'intérêt des actionnaires en retard par l'affranchissement partiel de leur titre, soit qu'elle se réalise à leur détriment par la suppression de leur titre.

Les tiers s'élèveraient avec toute raison contre une semblable mesure qui aurait pour effet de diminuer leur gage. Vainement alléguerait-on qu'ils n'ont pas à regretter des débiteurs qui se refusent à tout versement. Ils répondraient victorieusement qu'il vaut mieux avoir un débiteur, si douteux qu'il soit, que de supprimer son obligation, et que telle circonstance peut se produire qui, en ravivant la valeur des actions, ramènera naturellement tous les porteurs à l'accomplissement de leurs obligations.

La Compagnie ne pourrait racheter les titres exécutés qu'en s'engageant, tout comme un tiers ordinaire, à solder les versements en retard. Sinon elle s'anéantirait en quelque sorte partiellement elle-même, ce qui est inadmissible, et elle autoriserait les porteurs d'obligations à provoquer des mesures extrêmes et à invoquer des responsabilités personnelles, les administrateurs qui auraient fait le rachat au nom de la Compagnie pouvant devenir responsables des versements à effectuer sur les actions rachetées.

Quatrième question.

Il est manifeste que la situation présente est anomale. — Il y a en effet quelque chose de choquant à ce que des actionnaires qui n'ont pas rempli leurs engagements occupent dans une Assemblée générale la même place et exercent les mêmes droits que ceux qui ont rempli tous leurs engagements ; il est plus étrange encore que formant une majorité ils puissent se constituer en quelque sorte juges des questions que soulève leur position irrégulière.

Cette anomalie provient de ce que les statuts n'ont pas prévu, d'une part, que les porteurs d'actions se trouveraient placés dans des conditions telles qu'ils auraient intérêt à se laisser exproprier plutôt que d'effectuer leurs versements ; et, d'autre part, que la Société, par suite des mêmes circonstances, serait impuissante à rencontrer et donner un successeur à l'actionnaire en retard.

Mais quelle que soit cette anomalie, il n'est pas permis de suppléer au silence des statuts par une mesure essentiellement arbitraire, que la justice pourrait seule légitimer, et par une sorte d'exécution provisoire et anticipée, qui n'est point raisonnablement admissible, et qui pourrait créer une grave responsabilité.

Tant que l'actionnaire n'est pas effectivement dépouillé de son titre par une expropriation légalement consommée, il est toujours actionnaire et il jouit dès lors de tous les droits attachés par l'article 26 des statuts à cette qualité. D'ailleurs, s'il est étrange que l'actionnaire en retard puisse délibérer sur les conséquences de son retard et se constituer ainsi juge en même temps qu'il est partie, il serait aussi étrange de voir des actionnaires nantis de titres libérés, se constituer également juges en même temps qu'ils sont parties, pour interdire l'entrée de l'Assemblée générale à des associés qui, malgré leurs torts, ne restent pas moins associés.

Ce que les actionnaires ne peuvent faire eux-mêmes, ils ne peuvent exiger que le Conseil d'administration le fasse pour eux, et tout acte que le Conseil tenterait dans ce sens serait manifestement un acte arbitraire qui serait sans valeur légale et qui pourrait engager la responsabilité personnelle de ceux qui y participeraient.

Cinquième question.

Si les actionnaires en retard ont droit de prendre place dans la délibération de l'Assemblée générale, il est manifeste que l'Assemblée générale elle-même peut délibérer les mesures d'atermoiement qui lui paraîtraient dictées par des intérêts sociaux. — Elle serait impuissante à édicter, comme on l'a vu, une mesure quelconque tendant à l'amoindrissement du capital social ; mais, par la raison inverse, elle peut édicter toutes les mesures qui tendent à conserver ce capital, à sauvegarder ainsi dans l'avenir le gage des obligationistes, à prévenir par là des réclamations dangereuses et peut-être le désastre d'une liquidation anticipée, et à protéger ainsi, non-seulement les intérêts des tiers, mais les intérêts mêmes des actionnaires qui ont complétement exécuté leurs obligations.

L'article 11 des statuts investit la Société d'un droit déterminé d'exécution, et il en confie l'exercice au Conseil qui la représente; mais la Société elle-même, dont l'expression souveraine réside dans les assemblées générales, est seule dépositaire et juge en dernier ressort des droits sociaux et de l'opportunité qu'il peut y avoir à les mettre en œuvre. Il en est surtout ainsi quand les statuts ne peuvent pas recevoir exactement leur application.

Cette solution serait vraie, s'il s'agissait de régler les conséquences du retard apporté par quelques actionnaires à l'accomplissement de leurs obligations; elle prend un degré de gravité plus grande, quand il s'agit de statuer sur le sort de la moitié des associés, et sur une partie notable du capital.

Le Conseil d'administration nous paraîtrait donc engager sa responsabilité, si, substituant son pouvoir à celui de l'Assemblée dont il émane, il tranchait en dehors de l'Assemblée et contre l'Assemblée elle-même, une question dont elle s'est saisie et sur laquelle elle a seule le droit de prononcer souverainement.

HÉBERT. JULES NICOLET. MARIE,
Ancien bâtonnier.

MESSAGE

DU CONSEIL D'ÉTAT AU GRAND CONSEIL DU VALAIS

PROPOSANT LE SÉQUESTRE DE LA COMPAGNIE.

Monsieur le président et Messieurs,

En la session de mai dernier, nous avons eu l'honneur de soumettre au grand-conseil une demande du conseil d'administration du chemin de fer de la ligne d'Italie, tendant à obtenir une prolongation du délai pour l'achèvement des sections Sion-Brigue et Bouveret-Saint-Gingolph.

Conformément à notre préavis, nous reçûmes de la haute assemblée des pouvoirs pour traiter, avec le conseil d'administration, de la prolongation du délai, en subordonnant toutefois ladite concession au règlement préalable des questions pendantes entre l'Etat et la Compagnie.

Dans le but de donner suite à cette décision, et de régler simultanément avec la Compagnie d'autres affaires d'intérêt pour le règlement desquelles l'intervention du Conseil fédéral était nécessaire, le conseil d'Etat convoqua, à Berne, le 14 juillet dernier, une conférence de délégués de l'Etat et du conseil d'administration.

Les différentes questions débattues contradictoirement dans cette conférence paraissaient s'acheminer vers leur solution; mais, à la clôture, l'un des deux représentants de la Compagnie refusa son adhésion; l'arrangement que nous avions un instant espéré étant ainsi demeuré en suspens, nous ne pûmes donner suite à la demande de prorogation de délai.

Pendant que le conseil d'Etat poursuivait le règlement de ces questions en Suisse, des événements graves se passaient à Paris dans le conseil d'administration de la ligne d'Italie.

Le 29 juin, ce conseil, se fondant sur l'art. 11 des statuts, décida de vendre les actions non entièrement libérées; il fit à cet effet les publications prescrites et convoqua pour le 24 août une assemblée générale des actionnaires, dont il excluait les porteurs d'actions non libérées.

Se trouvant lésés dans leurs droits, les actionnaires exclus protestèrent contre cette mesure, soit auprès du conseil d'administration, soit auprès du conseil d'Etat.

Une protestation fut également déposée au conseil d'État par deux membres formant d'un côté la majorité du comité de direction et d'un autre côté la minorité du conseil d'administration ; ils convoquèrent, à leur tour, une assemblée générale pour le 24 août, en y admettant tous les actionnaires.

Par des mesures si graves, décrétées et combattues tour à tour par le pouvoir administratif et le pouvoir exécutif de la Compagnie, la scission qui depuis longtemps déjà avait altéré les rapports entre ces deux pouvoirs, devint complète et irréparable ; elle ne tarda pas à se produire en actes d'hostilité ouverte, lesquels, s'il n'y était mis promptement un terme, finiraient par perdre les plus hauts intérêts du Valais, des actionnaires de la ligne d'Italie et des porteurs d'obligations.

Parmi ces actes, nous devons mentionner en première ligne la suspension des deux membres formant la majorité du comité directeur, et la révocation de l'ingénieur en chef, prononcée par le conseil d'administration, en date du 29 juin 1861.

En faisant part au conseil d'État de ces décisions, le président du conseil d'administration annonça la prochaine arrivée à Sion d'une délégation de trois membres, avec pouvoirs de traiter et de décider de toutes affaires de la Société. — Les délégués eux-mêmes annoncèrent leur arrivée, d'abord pour le 4 août, ensuite pour le 5, et ils se présentèrent en cette ville dans la soirée de ce dernier jour.

Cependant la vente des actions non libérées devait être effectuée le 6 août. Il y avait urgence extrême, pour le conseil d'État, de prendre les mesures commandées par les circonstances. Ne pouvant plus les différer, il prit le 5 août l'arrêté suivant :

« Le Conseil d'Etat du canton du Valais,

« En présence du recours qui lui est adressé par les deux membres du comité de « direction et par plusieurs des commissaires nommés à l'assemblée générale du « 25 septembre 1860, et quelques autres actionnaires de la ligne d'Italie, contre « les mesures décrétées par le conseil d'administration de ladite Compagnie, en « séance du 29 juin dernier, à l'égard des actions non entièrement libérées ;

« Se considérant comme le gardien des statuts par lui homologués ;

« Arrête :

« Le conseil d'administration de la ligne d'Italie est invité à suspendre sa réso- « lution précitée du 29 juin, jusqu'à examen et décision de la part du gouverne- « ment du Valais.

« Le conseil d'Etat du Valais déclare en même temps contraire aux statuts, et « en conséquence nulle et non avenue, la suspension ou révocation du vice-pré- « sident ou de tout autre administrateur-directeur. Il continuera ses rapports offi- « ciels avec le comité de direction et se réserve d'examiner la validité de la no- « mination des administrateurs qui ne sont pas désignés dans les statuts.

« Donné en conseil d'État, à Sion, le 5 août 1861.

« *Le président du conseil d'Etat*,
« Signé : ALLET.

« *Le secrétaire d'Etat*,
« Signé : E. BARBERINI. »

Par dépêche télégraphique du même jour et par office du 7 août, nous fîmes connaître au conseil d'administration et le contenu de l'arrêté, et le sens, soit la portée que le conseil d'Etat entendait donner à cet acte.

Quelques heures après la décision du conseil d'Etat, les trois délégués du du conseil d'administration se présentèrent au gouvernement. Informé de l'arrêté qui venait d'être pris, ils déposèrent, le lendemain 6 août, une protestation contre les décisions du conseil d'Etat, protestation que nous dûmes repousser soit quant au fond, soit quant à la forme, en raison des termes dans lesquels elle est conçue.

Le conseil d'Etat, demeuré sans réponse du conseil d'administration, invita ce dernier, par lettre du 22 août, à lui faire connaître ses résolutions relatives à l'exécution de l'arrêté du 5 août et à la protestation de ses trois délégués.

En formulant ses demandes, le conseil d'Etat a agi dans la conviction intime de la légalité de ses décisions du 5 août 1861. Il a été confirmé dans cette conviction par une consultation de jurisconsultes du Valais, lesquels, après avoir reconnu la compétence du conseil d'Etat, se sont prononcé unanimement pour le maintien des décisions du 5 août, dont l'opportunité et la validité leur ont paru incontestables.

Cependant un tribunal d'arbitres nommé par le tribunal de commerce de Genève portait, en date du 14 août dernier, une sentence entre quelques actionnaires, MM. de la Valette et Claivaz, administrateurs-directeurs suspendus, et le conseil d'administration. Cette sentence statue ce qui suit :

1° Que les deux convocations de l'assemblée générale pour le 24 août sont annulées, et qu'une assemblée générale sera convoquée dans la deuxième quinzaine de septembre ;

2° Que les porteurs d'actions non entièrement libérées sont exclus de ladite assemblée ;

3° Que la vente forcée des actions non libérées est suspendue jusqu'à ce qu'il ait été statué définitivement sur ce point ;

4° Que l'exercice des pouvoirs du comité directeur est suspendu, et que les fonctions dudit comité sont provisoirement remplies par une commission de trois membres, nommée par le conseil d'administration.

Les dispositions de ce jugement, tendant à annuler l'effet de la décision du conseil d'Etat du 5 août, ne peuvent subsister à côté de celles-ci, et elles doivent s'effacer comme illégales.

L'article 47 des statuts, relatif au règlement des contestations, limite la compétence du tribunal d'arbitres aux questions relatives aux affaires sociales. En s'arrogeant la connaissance de questions touchant l'organisation et l'administration de la Société, le tribunal a outrepassé sa compétence et a entaché, par avance, ses décisions de nullité.

En décrétant les mesures qui devaient infirmer l'arrêté administratif du 5 août, le tribunal a, de plus, empiété sur le droit de souveraineté de l'Etat.

Par l'homologation des statuts et l'autorisation de l'existence de la Société, l'Etat, soit le gouvernement qui le représente, est devenu le gardien des statuts ; il remplit donc et un droit et un devoir en surveillant l'observation des dispositions statutaires ; sans son autorisation, rien ne doit être changé ou modifié dans l'acte constitutif de la Société.

Et cependant, en violation des articles 14 et 24 des statuts, le conseil d'administration a suspendu deux membres du comité de direction et le vice-président du conseil d'administration, dont les fonctions, à teneur des statuts, devaient durer cinq ans après l'achèvement de la ligne.

C'est cette mesure illégale et usurpatrice, cette question d'État que les juges arbitres ont confirmée, au moins dans sa partie essentielle, par une sentence rendue sur demande de quelques actionnaires et de deux membres du conseil d'administration, et sans intervention aucune de l'Etat.

C'est en vue des condérations qui précèdent que le conseil d'Etat, fort, du reste, de la légalité de ses décisions, n'a pas cru devoir revenir sur son arrêté du 5 août, mais mettre le conseil d'administration en demeure de s'y conformer, ainsi que nous l'avons dit plus haut.

Sur ces entrefaites, plusieurs membres de ce conseil se rendaient à Sion, dans le double but de régler les questions relatives à la prorogation du délai et d'aplanir les différends dernièrement survenus entre ledit conseil, le comité directeur et les actionnaires.

Les intentions que MM. les administrateurs manifestèrent dès la première entrevue, relatives au réglement des conditions de la prorogation du délai, laissèrent entrevoir une prochaine solution de cette question. Afin de ne plus retarder cette solution, une conférence fut fixée pour le même jour; mais ensuite d'une entrevue qui eut lieu entre le président du conseil d'Etat et un avocat de la compagnie, MM. les administrateurs rompirent subitement toutes négociations et quittèrent Sion immédiatement.

Dès lors, le désordre augmenta chaque jour dans l'administration du chemin de fer.

Tandis qu'en France et à Genève la majorité du conseil d'administration se prévaut du jugement arbitral, celui-ci demeure sans effet en Valais; ici, les anciens directeurs agissent et continuent leurs fonctions, en vertu de l'arrêté du 5 août; là, méconnus par le conseil d'administration, ils sont exclus de toute gestion, expulsés des bureaux de la Compagnie, à teneur du jugement arbitral, et remplacés par une commission déléguée sans pouvoirs réguliers.

Le conseil d'administration dispose encore d'un fonds de plusieurs millions, mais il laisse depuis longtemps déjà tous les travaux en suspens et absorbe toutes les ressources de la Compagnie en frais d'administration; à la veille de l'expiration de la concession, ayant encore à exécuter tous les travaux sur une cinquantaine de kilomètres, ce conseil ne craint pas de créer de nouveaux éléments de désordre et de scission dans la Société, et de compromettre l'existence même de celle-ci, en l'exposant à une déchéance imminente.

D'un autre côté, les directeurs et l'ingénieur en chef, suspendus par le conseil, prenant au sérieux l'exécution et l'exploitation de la ligne, voient leurs mandats et leurs traites refusés à Paris par le banquier de la Société; leur action est ainsi paralysée, et l'exploitation de la ligne menacée d'une suspension très-prochaine, annoncée officiellement par l'ingénieur en chef de la Compagnie.

Une situation si grave réclame un remède prompt et énergique.

La loi et les traités ont placé dans la main du gouvernement les moyens de mettre un terme aux désordres et au coupable laisser-aller de l'administration de la Compagnie.

La Société de la ligne d'Italie n'est anonyme que par l'autorisation du gouvernement du Valais; c'est par l'homologation que celui-ci a accordée à ses statuts qu'elle existe; elle ne peut les modifier sans une approbation spéciale du gouvernement, et la violation de l'acte constitutif homologué, ou la mauvaise administration de la Société, peuvent entraîner la révocation de l'approbation et de l'homologation.

Or, nous l'avons exposé ci-dessus, le conseil d'administration a encouru ce double reproche, soit par la lenteur qu'il a mise dans l'exécution de la voie en laissant, dernièrement encore, les travaux en suspens pendant plus de quinze mois, et en exposant ainsi itérativement la Société à la déchéance de la concession; soit enfin par une administration inqualifiable, une résistance constante à l'autorité et aux ordres du gouvernement, et des luttes incessantes qui ne peuvent tourner qu'au détriment de la Société.

Il est, en conséquence, dans les attributions souveraines de l'Etat de révoquer l'homologation accordée aux statuts.

Il est également dans les droits de l'Etat de prononcer actuellement, déjà, la déchéance de la concession.

De notoriété, les travaux des sections Sion-Brigue (plus de 50 kilomètres) et Pouveret-Saint-Gingolph sont à peine commencés;

La section Bouveret-Sion attend encore son achèvement, et les bâtiments des gares et stations restent en majeure partie à construire, et cependant le dernier terme de la concession expire le 25 octobre 1861, c'est-à-dire dans quarante jours!

L'impossibilité, de la part de la Compagnie, de remplir ses engagements quant à l'achèvement de la ligne est évidente; le conseil d'administration, en sollicitant une prorogation du délai en la session de mai dernier, l'a d'ailleurs reconnu lui-même explicitement à cette époque-là déjà.

Placé dans l'impossibilité de remplir ses engagements vis-à-vis de l'Etat, le conseil d'administration, par la conséquence des stipulations bi-latérales qui lui ont concédé la ligne des chemins de fer, ne peut revendiquer le bénéfice de la concession, si ce n'est à titre de munificence de l'Etat, d'où découle naturellement le droit de l'Etat de retirer la concession.

Cependant, si au point de vue du droit, nous ne saurions hésiter à proposer l'une des mesures que nous venons d'énoncer, nous devons reculer devant l'emploi de ces moyens en considération des intérêts de l'Etat, des actionnaires et des tiers.

Le retrait de l'homologation et la déchéance de la concession auraient pour conséquences inévitables d'amener la liquidation de la Société et la perte pour celle-ci des travaux faits pour garantir l'exécution de ceux à faire: ce serait d'un côté retarder ou compromettre même l'achèvement de la ligne pour laquelle l'Etat a fait maints sacrifices, et que le pays attend avec une bien légitime impatience; ce serait, d'un autre côté, compromettre les intérêts des actionnaires et des porteurs d'obligations, lesquels ont engagé une partie plus ou moins considérable de leur fortune dans la Société de la ligne d'Italie, sous la foi des statuts et des concessions placés sous la sauvegarde de l'Etat. Celui-ci leur doit donner aide et protection, comme il se les doit à lui-même, pour assurer l'exécution du chemin de fer, et dans ce but il doit recourir à celle des mesures qui concilie le mieux les intérêts de l'Etat et des actionnaires et obligationistes.

Ne voulant, dans l'Etat actuel des choses, recourir aux mesures sus-énoncées, le conseil d'Etat n'avait en ce moment qu'un seul moyen qui lui permette d'espérer d'arriver à ce double but : ce moyen, c'est le séquestre provisoire du chemin de fer, soit la mise sous régie de la Société.

Quelque grave que soit cette mesure, le conseil d'Etat la croit justifiée par la situation actuelle, qui compromet tous les intérêts de l'entreprise, et par les actes qui ont amené cette situation.

Le conseil d'administration, nous le répétons, dispose actuellement encore de fonds suffisants : à la veille d'une déchéance, il ne craint pas de laisser les travaux suspendus et les négociations de la prorogation de délai rompues par son fait.

Le gouvernement a en vain tenté, par ses délégués, d'aplanir les différends qui se sont manifestés entre les membres du conseil d'administration, à l'assemblée générale des actionnaires tenue à Genève, le 25 septembre 1860, et qui ont pris dès lors un caractère d'hostilité irréconciliable.

Désuni lui-même, le conseil d'administration n'a su user envers le gouvernement de procédés plus conciliants que ses membres n'en ont eu entre eux.

Plus d'une fois nous avons eu le regret de devoir signaler à la haute assemblée les prétentions outrées du conseil d'administration qui ont rendu difficiles les rapports du gouvernement avec ce conseil; et notamment, par le Message présenté au grand conseil en sa session de novembre 1859, nous avons énuméré les différends existant entre l'Etat et la Compagnie, dont nous n'avons pu obtenir un règlement suffisant.

Les derniers événements, qui n'ont fait qu'empirer ces rapports et l'état de résistance dans lequel le conseil d'administration, après avoir violé les statuts, s'est mis vis-à-vis du gouvernement, à la suite de l'arrêté du 5 août, ont rendu finalement les rapports entre l'Etat et la Compagnie à peu près impossibles.

Il est, du reste, en principe, consacré par des actes administratifs nombreux, qu'en matière de travaux publics, les moyens d'assurer l'exécution de ces travaux demeurent toujours réservés aux gouvernements.

Si les travaux éprouvent des retards par la négligence des concessionnaires; si l'on prévoit que, par suite de cette négligence, les travaux ne peuvent être terminés dans les délais convenus, et si ces retards doivent nuire à l'intérêt public, l'Etat a le droit de les faire exécuter en lieu et place des entrepreneurs.

C'est le droit public, soit consacré par la loi écrite, soit découlant, en tous tous pays, de la souveraineté de l'Etat et de l'obligation du gouvernement de ne pas subordonner l'intérêt public de ses administrés à des intérêts privés, et encore moins de sacrifier celui-là à la négligence ou au caprice d'entrepreneurs en défaut.

Tout en reconnaissant le droit de l'Etat et la nécessité de recourir au séquestre ou à la régie de la ligne d'Italie, nous n'avons cru devoir prendre une résolution définitive sur une question si grave, sans y être autorisés par le grand conseil.

Nous vous proposons, en conséquence, monsieur le président et messieurs, d'accorder au conseil d'Etat les pouvoirs nécessaires pour prendre toutes les mesures commandées par la situation, notamment pour prononcer, au besoin, le séquestre ou la régie dont les bases et conditions sont consignées dans le projet d'arrêté que nous joignons aux actes.

En vous demandant ces pouvoirs, nous n'entendons nullement exclure les mesures que les circonstances pourraient conseiller, si la Compagnie offrait des garanties suffisantes pour assurer tous les intérêts.

Nous saisissons cette occasion, monsieur le président et messieurs, pour vous présenter l'assurance de notre respectueuse considération, vous recommandant avec nous à la protection divine.

Le président du Conseil d'État,
Signé : Allet.

Le secrétaire d'État,
Signé : E. Barberini.

Sion, le 16 septembre 1861.

DÉCISION UNANIME DU GRAND CONSEIL

PRONONÇANT LE SÉQUESTRE.

SÉANCE DU 17 SEPTEMBRE 1861.

Présidence de M. Clémans.

L'ordre du jour appelle la discussion du Message du conseil d'Etat sur la position du chemin de fer de la ligne d'Italie.

Dans le Message, le conseil d'Etat donne un aperçu historique de la conduite de l'administration du chemin de fer, à dater de la concession, aperçu duquel il résulte que les travaux sur la ligne ont été suspendus, quoiqu'il y ait encore des fonds disponibles pour les continuer; que les statuts de la Société ont été violés; qu'il y a anarchie, dilapidation, mépris des arrêtés du conseil d'Etat, cessation imminente de l'exploitation de la ligne et déchéance imminente de la concession. En conséquence, il propose de lui accorder les pleins pouvoirs pour prendre toutes les mesures qu'ils exigeront, notamment pour mettre la ligne sous séquestre et son administration en régie, d'après les bases énoncées dans son projet d'arrêté, annexé aux actes du dossier.

La commission, à l'unanimité, approuve en premier lieu et propose d'approuver la conduite du conseil d'Etat dans la tractation des affaires pendantes; elle propose ensuite d'adhérer au Message présenté et d'accorder les pouvoirs demandés, tout en faisant un changement de rédaction à l'article 4 du projet d'arrêté, pour annexer un article qui serait ainsi conçu :

« Dans le cas où les fonds de la Société ne seraient pas mis à la disposition de la commission, celle-ci est autorisée, sous l'approbation d'Etat, à emprunter les sommes nécessaires au maintien de la circulation sur la voie et à la continuation successive des travaux, et à consentir à cet effet toute hypothèque sur la voie et ses dépendances. »

Le président du conseil d'État déclare que le conseil d'Etat adhère à ce changement de rédaction.

Quelques membres ont manifesté une certaine hésitation à se prononcer pour l'adoption du Message du conseil d'Etat, à cause des pouvoirs que l'article 4 du projet d'arrêté accorde à la Commission de régie, tout en approuvant en principe la conduite du conseil d'Etat et les mesures qu'il avait prises; mais les explications données par le président du conseil d'Etat et par la Commission les ayant rassurés, ils se rangent aux préavis du Message et de la Commission, et il n'a pas été fait de proposition contraire, sauf celle présentée par un membre, portant que le grand conseil devrait, d'ors et déjà, voter la mise sous séquestre et en régie, avec pouvoirs accordés au conseil d'Etat de révoquer cette mesure lorsqu'il le jugerait convenable dans l'intérêt du pays.

Cette proposition, n'étant pas appuyée, n'a pas été mise aux voix.

La haute assemblée a adopté à l'unanimité le Message du conseil d'Etat et les propositions de la Commission.

Pour copie conforme au protocole du grand conseil :

Le secrétaire pour la langue française,

J.-G. DARIER.

ARRETE DU CONSEIL D'ÉTAT

INSTITUANT LA COMMISSION OFFICIELLE DE SÉQUESTRE.

Le Conseil d'État du canton du Valais,

En vertu des pouvoirs que lui a conférés le Grand-Conseil;

Vu les actes de cencession des 22 janvier 1853 et 4 décembre 1854 pour l'établissement d'un chemin de fer de Saint-Gingolph à la frontière sarde, avec faculté de l'arrêter à Brigue;

Vu les statuts de la Compagnie des chemins de fer de la ligne d'Italie, Lefort, notaire, 20 février 1867, Paris, statuts homologués par le gouvernement du Valais en date du 29 mars de la même année;

Vu la loi du 29 novembre 1853 sur les sociétés commerciales et l'article 1604 du Code civil;

Considérant que la Compagnie de la ligne d'Italie, quoique disposant de fonds suffisants, est loin d'avoir rempli ses engagements envers l'État; qu'elle n'a opéré que des travaux insignifiants sur la section de Sion à Brigue, et qu'elle n'a pas même achevé ceux des autres parties de la ligne;

Considérant que des conflits déplorables, que les représentants du Gouvernement ont inutilement cherché à aplanir à l'Assemblée générale du 25 septembre 1860, se sont élevés au sein de l'administration de la Société; que la marche de celle-ci est devenue impossible, et que pendant quinze mois les travaux sont demeurés presque complétement suspendus;

Considérant que la Société est sous le coup d'une déchéance imminente puisqu'il lui est impossible d'exécuter plus de cinquante kilomètres de chemin d'ici au 25 octobre prochain, date assignée à l'accomplissement de ses engagements;

Considérant que le gouvernement du Valais, ne pouvant sacrifier les intérêts du pays et voulant pourtant éviter, autant que possible, de faire retomber sur les actionnaires, qui ont droit à sa protection, la responsabilité et les conséquences des fautes et de la négligence de leurs administrateurs, doit chercher le moyen de sauvegarder tous les intérêts;

Considérant que la Société n'est anonyme que par suite de l'autorisation du gouvernement du Valais: que puisant son existence légale dans l'homologation que le conseil d'État a accordée à ses statuts, elle ne peut modifier ceux-ci sans une approbation spéciale du Gouvernement et que la violation des statuts homologués ou la mauvaise administration de la Société peuvent entraîner la révocation de l'approbation et de l'homologation;

Considérant que les statuts homologués par le gouvernement du Valais confient l'administration et la direction des affaires sociales à des membres nominativement agréés par le Gouvernement et qui doivent rester en fonctions jusqu'après l'achèvement du chemin (art. 14 et 24);

Considérant qu'en violation de ces articles la majorité du conseil d'administration s'est permis de suspendre deux membres du comité de direction et le vice-président statutaire du conseil d'administration;

Considérant que par un arrêté du 5 août dernier, dûment notifié par office du 7, le conseil d'État du Valais a déclaré qu'il regardait « comme contraire aux sta- « tuts, et en conséquence comme nulle et non avenue la suspension et la révoca- « tion du vice-président ou de tout administrateur-directeur, et qu'il continuerait « ses rapports officiels avec le comité de direction.

Considérant que, par lettre officielle du 22 du même mois, le conseil d'État a mis le conseil d'administration en demeure d'exécuter l'arrêté précité et de respecter les statuts;

Considérant qu'au mépris de l'arrêté du 5 août, de la lettre officielle du 22 et de l'article 24 des statuts, la majorité du Conseil d'administration, dans la séance du 4 septembre, a persisté dans la suspension du comité de direction, en se prévalant d'une sentence arbitrale rendue à Genève le 14 août dernier;

Considérant que les statuts d'une société anonyme ne peuvent être changés que du consentement du gouvernement qui les a approuvés et homologués;

Considérant que le désordre est à son comble, et que les employés révoqués d'un côté sont réintégrés de l'autre, que les ordres et directions sont donnés dans les sens les plus opposés, que les payements ne se font plus et que la suspension de l'exploitation est inévitable et imminente;

Considérant que, dans cet état des choses, il est du devoir du Gouvernement de prendre immédiatement des mesures qui puissent sauvegarder à la fois les intérêts du Valais, en assurant l'exécution du chemin, et les intérêts des actionnaires et des porteurs d'obligations, en leur évitant le préjudice qui résulterait pour eux d'une déchéance ou d'une révocation de l'homologation des statuts de la Compagnie;

Considérant que le séquestre provisoire du chemin, soit la mise sous régie de la Société, offrent le *seul moyen* d'arriver à ce double résultat;

Arrête :

Art. 1er. La compagnie des chemins de fer de la ligne d'Italie par la vallée du Rhône et le Simplon est placée provisoirement sous le séquestre, qui sera administré et exploité par une régie, soit commission composée de :

Messieurs

Le comte ADRIEN DE LA VALETTE, Vice-Président statutaire du Conseil d'administration et membre du Comité de direction, à Paris;

Maurice Claivaz, ancien président du conseil d'État du Valais, membre du Conseil d'administration et du Comité de direction, à Martigny;

N. Humbert, propriétaire-rentier et l'un des plus forts actionnaires, à Toninge;

Louis Stucky, directeur de la banque cantonale du Valais, à Sion;

Duhousset, chevalier de la Légion d'honneur, président de la Commission nommée par l'Assemblée des actionnaires du 25 septembre, à Paris;

Commission délibérant et agissant à la majorité de ses membres;

Art. 2. Cette Commission fera immédiatement dresser inventaire de tous les avoirs de la Compagnie et procéder à l'exécution de tous les travaux concédés à celle-ci et qui sont en retard; à cet effet, elle se fera remettre, soit en Suisse, soit à l'étranger, par tous les administrateurs ou dépositaires, les fonds, registres et avoirs quelconques appartenant à la Société.

Art. 3. La Commission est autorisée à intenter toute action judiciaire et à y défendre en Suisse ou à l'étranger, et à former toute saisie sur les valeurs appartenant à la Société.

Art. 4. Dans les cas où les fonds de la Société ne seraient pas mis à la disposition de la Commission, celle-ci est autorisée, sous l'approbation du conseil d'État, à emprunter les sommes nécessaires au maintien de la circulation sur la voie et à la continuation successive des travaux, et à consentir à cet effet toute hypothèque sur la voie et ses dépendances.

Art. 5. A partir de ce jour, tous les produits directs et indirects du chemin de fer et de ses dépendances seront perçus à l'administration du séquestre, nonobstant toutes saisies ou oppositions, et seront exclusivement appliqués aux besoins de tous les services de la Compagnie.

Art. 6. Les droits et les intérêts des actionnaires, des porteurs d'obligations et des tiers, sont et demeurent formellement réservés.

Art. 7. La Commission est chargée de convoquer dans le plus bref délai une Assemblée de tous les actionnaires *sans distinction*, de s'entendre avec ladite Assemblée pour la conservation des droits et des intérêts de la Société, de faire procéder à la révision des statuts et à la reconstitution des pouvoirs sociaux.

Art. 8. Dans le cas où l'exécution du présent arrêté serait entravée, le Gouvernement se réserve de révoquer immédiatement l'autorisation qui a constitué ladite Compagnie en société anonyme, et même de prononcer toute déchéance.

JUGEMENT DÉFINITIF ET EXÉCUTOIRE

RENDU CONTRE L'EX-CONSEIL D'ADMINISTRATION.

En date du 5 novembre courant, le tribunal du district de Martigny a porté le jugement suivant :

LE TRIBUNAL DU DISTRICT DE MARTIGNY AU CIVIL,

Composé de Messieurs Joseph-Antoine Tavernier, de Martigny-Bourg, président, Germain Ganioz, de Martigny-Ville, juge, et Pierre-Marie Bender, de Fully, suppléant, celui-ci en remplacement dans la hiérarchie judiciaire des autres membres absents ou empêchés, assisté du greffier soussigné, de Martigny-Ville, réuni dans le domicile de son président, à Martigny-Bourg, le cinq novembre dix-huit cent soixante et un;

A porté le jugement contumaciel suivant :

Entre :

M. l'avocat Cretton, domicilié à Martigny-Bourg, mandataire de la Commission de séquestre ou régie provisoire, représentant la Société des chemins de fer, ligne d'Italie, instituée par arrêté de l'État du Valais le 23 septembre dernier, d'une part;

Et :

L'ancien Conseil d'administration de la même Compagnie, soit MM. Montернault, Ach. Morisseau, Blacque-Belair, comte de Bourmont et leurs autres collègues qui prétendent la représenter d'autre part;

Faits :

La Commission de séquestre sus-relatée a, en vertu de l'arrêté de l'État du Valais du 23 septembre 1861, fait signifier à l'ancien Conseil d'administration du chemin de fer, ligne d'Italie, la teneur de cet arrêté, avec invitation de s'y conformer ; ce qui a été surabondamment réclamé par Mémoire déposé au greffe du tribunal le 9 octobre dernier. Les membres dudit ancien Conseil, au lieu de satisfaire à cette juste réquisition, se refusent à nantir la commission de séquestre des fonds, valeurs, livres, correspondances et matériel quelconque appartenant à la Compagnie soit en Suisse, soit à l'étranger, et il résulte de leurs actes l'intention bien formelle de prétendre représenter encore, malgré le séquestre provisoire, la Compagnie du chemin de fer, ligne d'Italie.

Vu le Mémoire et les conclusions du mandataire de la régie déposés au greffe le 9 octobre dernier;

Vu l'arrêté de l'État du Valais du 23 septembre 1861;

Vu l'acte de concession du 22 janvier 1853, article 3;

Vu les statuts de la Compagnie, ligne d'Italie, article 2;

Vu les articles 166, 167 et 168 du Code de procédure civile;

Vu aussi l'article 87 du même Code;

Vu la procuration du 7 octobre 1861 passée à M. l'avocat Cretton par la Commission de séquestre;

Vu le jugement du 29 octobre dernier, qui consacre la validité des deux contumaces encourues par les membres de l'ancien Conseil d'administration de ladite Compagnie, et notifiées les 17 et 22 octobre dernier;

Attendu que la compétence du Tribunal siégeant ne peut être contestée, en vertu des articles suscités de l'acte de concession et des statuts de la Compagnie;

Considérant que l'arrêté de l'État du Valais du 23 septembre 1861 doit recevoir sa pleine et entière exécution;

Considérant que les statuts de la Compagnie du chemin de fer de la ligne d'Italie ont été homologués par l'État du Valais;

Considérant qu'en suite de l'arrêté de l'État du Valais du 23 septembre dernier, l'ancien Conseil d'administration et le Comité de direction n'existent plus; que leurs actes sont frappés de nullité, que les délibérations provoquées par eux sont illégales et contraires au droit souverain de l'État qui a homologué les statuts de la Compagnie;

Considérant que la Société anonyme du chemin de fer, ligne d'Italie, n'a d'existence qu'en vertu de l'homologation que l'État du Valais a donnée à ses statuts; que, par ce fait, elle est régie par la loi du Valais.

Juge et prononce par contumace[1] *:*

1° Que les défendeurs, anciens membres du Conseil d'administration, n'ont pas

1. Troisième contumace définitive aux termes de la législation du Valais.

actuellement le droit de représenter la Compagnie des chemins de fer, ligne d'Italie; que ce droit appartient à la Commission de régie;

2° Que, à teneur de l'art. 2 de l'arrêté de séquestre, il soit fait remise aux Commissaires du séquestre, soit par les défendeurs, soit par tous autres dépositaires, de tout l'actif, fonds, valeurs, livres, correspondances et avoir quelconque appartenant à la Compagnie, et situés soit en Suisse, soit à l'étranger, et notamment des locaux de Genève et Paris, et des bateaux à vapeur *le Simplon* et *l'Italie.*

3° Qu'aux termes du même art. 2, il sera fait, par les Commissaires, un inventaire de tous les avoirs de la Société.

4° Que tous les produits directs ou indirects du chemin de Fer, ligne d'Italie, seront perçus par les Commissaires du séquestre ou leurs agents, et ce, nonobstant toute saisie, arrêt ou opposition.

5° Que l'Assemblée d'actionnaires tenue à Paris, le 28 septembre dernier, est nulle et non avenue, comme illégalement composée et tenue au mépris de l'arrêté du séquestre.

6° Que les Commissaires au séquestre, en exécution de l'art. 7 de l'arrêté du 23 septembre, convoqueront, dans le plus bref délai possible, une Assemblée générale des actionnaires, sans distinction des actions libérées ou non libérées.

7° Que toutes les clauses dudit arrêté doivent recevoir leur exécution, et attendu qu'il y a titre authentique dans l'arrêté du 23 septembre, le présent jugement sera exécutoire par provision, nonobstant appel ou opposition, en se conformant au dispositif de l'art. 313 du Code de procédure civile.

8° Enfin, que les défendeurs sont condamnés aux frais du procès, l'action en dommages et intérêts à leur réclamer restant intacte.

Ainsi jugé à Martigny-Bourg, le 5 novembre 1861.

Pour le tribunal :

Signé : TAVERNIER, *Président.*

Le Greffier,

Signé : GAY ALEXIS.

Le Président du Tribunal au civil du district de Martigny, à l'ancien Conseil d'administration du chemin de fer, Ligne d'Italie, ci-devant désignée, de domicile élu chez M. le Docteur Claivaz, à Martigny-Ville, et surabondamment pour être notifié au siége social à la Banque cantonale à Sion.

M. l'avocat Cretton, domicilié à Martigny-Bourg, en sa qualité prise au procès, vous fait notifier le jugement qui précède, vous laissant trois jours pour vous en relever, terme abrégé par nous, vu l'urgence.

Martigny-Bourg, 6 novembre 1661, pour être notifié à Martigny par l'huissier Pierre Gay, spécialement désigné.

TAVERNIER, président.

Notifié par affiche d'un double du présent à la porte du bureau de la Compagnie de la Ligne d'Italie, du domicile de M. Claivaz (3e étage) à Martigny, le 6 novembre 1861, à 11 heures du jour, le bureau étant fermé.

Pierre GAY, huissier.

Vu l'absence de MM. les intimés ci-dessus, j'ai notifié par le double livré à M. Stucky, Directeur de la Banque cantonale.

Sion, le 6 novembre 1861, à 4 heures du jour.

Auguste ULRICH, huissier.

Le Président du tribunal du district de Martigny certifie conformes aux originaux les copies qui précèdent.

Il déclare de plus que l'ancien Conseil d'administration ne s'étant pas relevé du jugement contumace qui précède, en date du 6 novembre courant, celui-ci est déclaré exécutoire.

Martigny-Bourg, 10 novembre 1861.

Signé : TAVERNIER, *Président.*

Vu pour légalisation de la signature de M. Tavernier, président.

Sion, le 10 novembre 1861.

Les Présidents du Conseil d'État absents.

Le Conseiller d'État,

DE SÉPIBUS.

TABLE DES MATIÈRES.

Avant-propos.. 3

Assemblée d'actionnaires du 6 juin 1861.. 15

Rapport de la commission nommée par l'assemblée générale du 25 septembre 1860.. 24

Suite de la séance du 5 juin 1861.. 30

PIÈCES JUSTIFICATIVES.

Assemblée générale d'actionnaires du 25 septembre 1860........................ 51

Consultation des avocats de Paris sur l'exécution des actions non libérées....... 64

Message du conseil d'État au Grand-Conseil du Valais, proposant la mise sous séquestre de la Compagnie.. 67

Décision unanime du Grand-Conseil dans le même sens........................ 72

Arrêté du conseil d'État, frappant de déchéance le conseil d'administration de la ligne et instituant la Commission officielle de séquestre........................ 73

Jugement définitif et exécutoire du tribunal civil du district de Martigny, confirmant la révocation de l'ex-conseil d'administration et la légalité de la mise sous séquestre, déclarant nulle la réunion du 28 septembre dernier organisée par ce conseil alors déchu, et invitant la commission de séquestre à convovoquer une prochaine assemblée générale d'actionnaires, libérés et non libérés.. 75

Paris. — Imprimerie de Ch. Lahure et Cie, rues de Fleurus, 9, et de l'Ouest, 21.

www.ingramcontent.com/pod-product-compliance
Ingram Content Group UK Ltd.
Pitfield, Milton Keynes, MK11 3LW, UK
UKHW012054240726
13965UKWH00003B/1291